本书所有实物图片均为国际口腔医学博物馆藏品

国际口腔医学博物馆系列丛书

总主编　赵铱民

话牙病 博物馆里

A CHITCHAT ABOUT DENTAL DISEASES IN THE MUSEUM

主　　编　赵铱民　麻明歌

编　　者　赵铱民　麻明歌
郁　菁　贺国俊
窦　庚　韩叶彤
李天乐　侯淑洁
王一名　陈　媛

视觉设计　杨　彤

绘　　图　于晓楠　杨　彤

摄　　影　麻明歌

审　　阅　李　刚

人民卫生出版社

·北　京·

图书在版编目（CIP）数据

博物馆里话牙病 / 赵铱民，麻明歌主编. -- 北京 ：人民卫生出版社，2025. 10. -- （国际口腔医学博物馆系列丛书）. -- ISBN 978-7-117-37796-6

Ⅰ. R781-49

中国国家版本馆 CIP 数据核字第 2025PR7725 号

人卫智网	www.ipmph.com	医学教育、学术、考试、健康，购书智慧智能综合服务平台
人卫官网	www.pmph.com	人卫官方资讯发布平台

国际口腔医学博物馆系列丛书
博物馆里话牙病
Guoji Kouqiang Yixue Bowuguan Xilie Congshu
Bowuguan li Hua Yabing

主　　编：赵铱民　麻明歌
出版发行：人民卫生出版社（中继线 010-59780011）
地　　址：北京市朝阳区潘家园南里 19 号
邮　　编：100021
E - mail：pmph @ pmph.com
购书热线：010-59787592　010-59787584　010-65264830
印　　刷：北京顶佳世纪印刷有限公司
经　　销：新华书店
开　　本：889 × 1194　1/20　　印张：9⅖　　字数：202 千字
版　　次：2025 年 10 月第 1 版　　印次：2025 年 11 月第 1 次印刷
标准书号：ISBN 978-7-117-37796-6
定　　价：75.00 元
打击盗版举报电话：010-59787491　E-mail：WQ @ pmph.com
质量问题联系电话：010-59787234　E-mail：zhiliang @ pmph.com
数字融合服务电话：4001118166　E-mail：zengzhi @ pmph.com

序一

我和赵铱民院士相识已久。从临床、科研、教学各个方面来讲，他都是个有想法、有毅力、肯担当的有心人。他曾同我讲，在美国马里兰大学、日本东京齿科学会等牙科博物馆，都能看到近200年的牙科历史。而拥有五千年文明、在口腔医学有诸多发明创造且有十多亿人口的中国，却没有一座富有影响力的牙科博物馆，中国口腔医生对世界口腔医学的贡献也不为世人所知。也因如此，他决心建一所超越国界、超越种族、超越文化、超越时空的博物馆，珍藏、记录、传承、研究口腔医学史，展现全世界口腔工作者，特别是中国人对世界口腔医学的重要贡献，为大众普及口腔科学知识。这是一个了不起的想法，但也是一条充满艰辛的道路。我深知，作为一名工作在一线的临床医生和著名专家，既要治疗患者，做好科研，又要搞教学，要培养研究生，还要天南地北地收集、甄别、研究文物，更要花费大量精力来策划、设计、布展、说明……谈何容易啊！现如今，铱民院士不但做到了，而且还做得非常出色，三十余年坚守和付出，其中辛苦，可想而知。如今，他创建的国际口腔医学博物馆已经成为中国口腔医学的科普基地和走向世界的闪亮名片。

我曾多次拜访过这座伟大的博物馆，这里有来自全世界40余个国家的藏品，门类之丰富，涵盖之广泛，历史之悠久，在口腔专业博物馆中首屈一指。世界各地那么多的学者，把毕生的发明、创造和收藏捐献于此，那么多的热心观众，都为博物馆做着力所能及的贡献。我每次去，都发现有新的藏品，都会为我带来震撼和随之而来的思考。“看似寻常最奇崛，成如容易却艰辛”，如此丰富而珍贵的藏品背后，有着多少非同寻常的经历和感人至深的故事，这些跨越国界、跨越时间的捐赠，不但奠定了该馆在国际口腔医学界独特的地位，更激励着一代代口腔人为科技强国、教育强国而奋斗不息。

作为全国科普教育基地，该博物馆秉承铱民院士提出的为世界建馆、为中华立碑、为口腔书史、为民众启智的建馆宗旨，积极发挥着收藏历史、记录历史、传承历史的重要作用。作为一名口腔医学专家，铱民院士一直致力于口腔科学知识的宣传普及，带领团队通过开展系列科普讲座，设立各种口腔健康体验项目等活动，积极宣传口腔疾病预防和治疗知识，为提高大众口腔健康水平作出了非常重要的贡献。

中国人口众多，能来博物馆现场参观学习的人毕竟有限。为了进一步拓展和扩大口腔科学知识的传播媒介和传播面，提高全民口腔健康意识，铱民院士带领团队开始编撰博物馆系列科普丛书。历经四载，一套以博物馆的特殊视野，将历史与现代、文物与疾病、收藏与科普有机结合的系列科普图书终于完成。这套丛书从博物馆的独特视角说牙齿、话牙病、谈牙趣，从牙齿的起源到漫长演变中形成的奇特牙齿，从牙病的治疗到防病于未然，从牙科的发明创造到奇闻轶事等，带领读者观览博物馆文物，回顾漫长时空里口腔医学发展足迹，了解人类与口腔疾病作斗争的艰苦历程以及所取得的辉煌成就，在奇妙的口腔科学世界里，领略自然与文明、人类及牙科学发展的深厚内涵，激发大众特别是孩子们对口腔科学的兴趣和探索，提高牙齿对于健康重要性的认识。作为一名牙疾患者，感触尤深，爱护牙齿，从小做起，坚持一生，终将获益。

目前，口腔常见病的科普读物并不少见，但以博物馆藏品为视角的口腔科普丛书尚属首创。该丛书不仅是了解口腔医学历史人文和科学知识的基础工具书，更是填补了以文物为底色的口腔专业科普读物的空白，从全新的角度让历史鲜活、让文物说话，在传播科普知识的同时，其特有的文化符号所承载的中华民族乃至世界口腔医学的深厚内涵，必将会受到大众的喜爱，也将为提高全民健康素养、建设健康中国的伟大目标做出积极贡献。做一件事不难，一个人一辈子执着做好一件事却很难。由衷地感慨和敬佩铱民院士数十年不遗余力为服务大众口腔健康所倾注的心血和所取得的成就。

铱，本为一种稀有贵重金属，具有性质稳定、高硬度耐腐蚀等特性，在多个领域广泛应用。

铱民，字如其人，锁定目标，锲而不舍，深耕细作，倾心为民，功炳史册。

欣以为序，以呈敬意。

中国工程院院士
中国中医科学院 名誉院长 张伯礼
天津中医药大学 名誉校长

2025年春于天津静海团泊湖畔

序二

口腔是全身健康的“门户”，直接关系人类身心健康和生活质量。口腔疾病不仅影响咀嚼、发音等基础功能，还会影响容貌，并且与心血管疾病、糖尿病等全身性疾病密切相关，成为仅次于心血管病和肿瘤的第三大健康威胁，所带来的社会、经济、环境等问题已超越单纯的医学范畴，成为影响国民健康素质和社会发展的重大公共卫生课题。

为有效提高大众口腔健康，《“健康中国 2030”规划纲要》将口腔健康纳入重点工作，体现了从“以治病为中心”向“以健康为中心”的转变。各地正在推行的“三减三健”专项行动中，“健康口腔”占据重要位置。经过多年努力，我国居民口腔健康状况已有明显改善，但龋病和牙周病还处于高发态势，特别是儿童龋患率依然呈上升趋势。作为人口大国，要实现全民口腔健康的目标仍任重道远。

口腔健康问题贯穿人的一生，只有全面提升口腔保健意识，培养科学的口腔健康行为，做到早预防、早发现、早治疗，方可有效降低口腔疾病的发病率，维护全民口腔健康。在这一进程中，由赵铱民院士团队创建的国际口腔医学博物馆发挥着独特的标杆价值和重要的示范作用。这座收藏了来自世界 40 多个国家的万余件展品，集文物收藏、文化展示、科学研究、科普教育于一体的博物馆，以其丰富的馆藏资源和创新多元化的展示体系，开创了口腔健康科普的新模式。该馆通过“1 分钟看懂 1 个牙病”等数字化展项，实现复杂医学知识的可视化呈现；开发“我是小牙医”“神奇的牙齿”等寓教于乐的沉浸互动，让参观者在体验中学习健康知识。形式多样内容丰富的科普项目，为大众特别是少年儿童带来智能且个性化的科普体验，打开认识口腔医学新视界，对提升科学素养及培养口腔健康行为起到非常积极的作用。每年有大批量的中外学生来这里进行研学、夏令营、人文讲座等科普活动，是大众学习口腔健康知识、强化口腔健康意识的大课堂。

为进一步普及口腔科学知识，博物馆推出了《博物馆里说牙齿》《博物馆里话牙病》《博物馆里谈牙趣》系列科普著作，开创了文物展示与科普宣教相结合的新模式。

《博物馆里说牙齿》一书以生物进化为主线，通过球齿龙、大熊猫等珍贵化石、标本，阐释动物及人类牙颌系统为适应环境和自身需求，牙齿形态和功能发生的传奇演变和生物学意义。

《博物馆里话牙病》一书以百姓生活中常见的口腔问题为切入点，结合考古发现与临床案例，系统梳理口腔常见病的防治要点，突出“预防优于治疗”的理念。

《博物馆里谈牙趣》一书以口腔医学发展史为脉络，讲述人类治疗和预防口腔疾病漫长而艰辛道路上的智慧之光及不能忘却的人和事，彰显医学进步的人文价值。

该丛书以博物馆珍贵口腔文物为依托，用生动有趣的语言解迷惑，探奥秘，聊趣闻，细细“说”、慢慢“话”、款款“谈”，将牙齿的故事讲给大家听，让读者看得懂、记得住、用得上。

口腔健康知识科普的终极目标是通过“知 - 信 - 行”的转化，实现从被动治疗到主动预防的转变。国际口腔医学博物馆系列丛书的价值，不仅在于知识传递，更在于构建“以文化浸润科学”的新型健康教育生态，让口腔健康真正成为全民健康的基石。

健康的口腔，不仅是每个人的社会符号，更是国家文明和进步的重要标志。口腔医务工作者不仅仅是新的疾病诊治技术的探索者，临床治疗的实施者，更是口腔健康科普的推动者和践行者。赵铱民院士及其团队为此做出了巨大努力，为我们口腔医务工作者树立了学习的榜样。国际口腔医学博物馆系列丛书通过跨界融合实现“历史、科学、教育”三维渗透，让口腔健康知识真正入脑入心，将为实现全民口腔健康的目标起到积极的推动作用。

我为“国际口腔医学博物馆系列丛书”的隆重出版而感到由衷的高兴，诚挚感谢赵院士及其团队为口腔健康科普教育和民众口腔健康事业做出的重要贡献，并向口腔医学同道及社会大众隆重推荐这一套珍贵的科普丛书！

中华口腔医学会　名誉会长
北京大学口腔医学院　教授　俞光岩

2025 年 4 月于北京

前言

口腔健康，是全身健康的重要基石，却常被大众忽视。当我们谈及健康，目光多聚焦于身体的主要脏器，而包括牙齿在内的口颌系统健康问题，往往在日积月累中悄然滋生，直至疼痛难忍才引起重视。《博物馆里话牙病》一书，正是为了填补大众在口腔疾病认知上的短板，引导大家将目光投向这片关乎生活质量与身体健康的关键领域。

本书依托国际口腔医学博物馆丰富的人类以及动物牙齿标本资源，从独特视角切入，深入剖析包括牙齿在内的口颌系统疾病的奥秘。这些珍贵的标本，犹如无声的“诉说者”，承载着疾病发展与演变的信息，为我们揭开疾病发生机制的神秘面纱。书中详细阐述了龋齿如何在细菌、食物残渣与口腔环境的长期共同作用下侵蚀牙齿，牙周炎怎样一步步破坏牙周组织，以及各类口颌系统疾病背后复杂的生理病理过程。

了解疾病的发生机制，是预防和治疗的关键。本书不仅是疾病知识的科普手册，更是大众口腔健康的实用指南。我们从日常生活习惯出发，如正确的刷牙方法、合理的饮食结构、定期的口腔检查等方面，给出了切实可行的预防建议，帮助读者在生活点滴中筑牢口腔健康防线。同时，对于已经患病的读者，书中也介绍了当前先进的治疗手段，从传统的补牙、洗牙到复杂的口腔颌面外科手术，旨在消除大家对治疗的恐惧与误解，让每一位患者都能在科学认知的基础上，积极配合治疗，重获口腔健康。

我们希望通过《博物馆里话牙病》，引起大众对口腔健康的广泛关注，提升国民口腔健康水平。让每一个人都能认识到，良好的口腔健康不仅能带来舒适的生活体验，更能为全身健康保驾护航。翻开这本书，开启一场探索口腔健康之旅，让我们从了解牙病开始，守护好自己的每一颗牙齿，拥抱更健康美好的生活。

中国工程院院士　口颌系统重建与再生全国重点实验室主任
国际口腔医学博物馆馆长　空军军医大学口腔医学院教授

2025 年 10 月于西安

目录

第一篇

儿童牙病

第二篇

牙齿及其周围组织病

第三篇

义齿修复

第四篇
牙颌畸形

第五篇
口腔外科疾病

第六篇
口腔保健

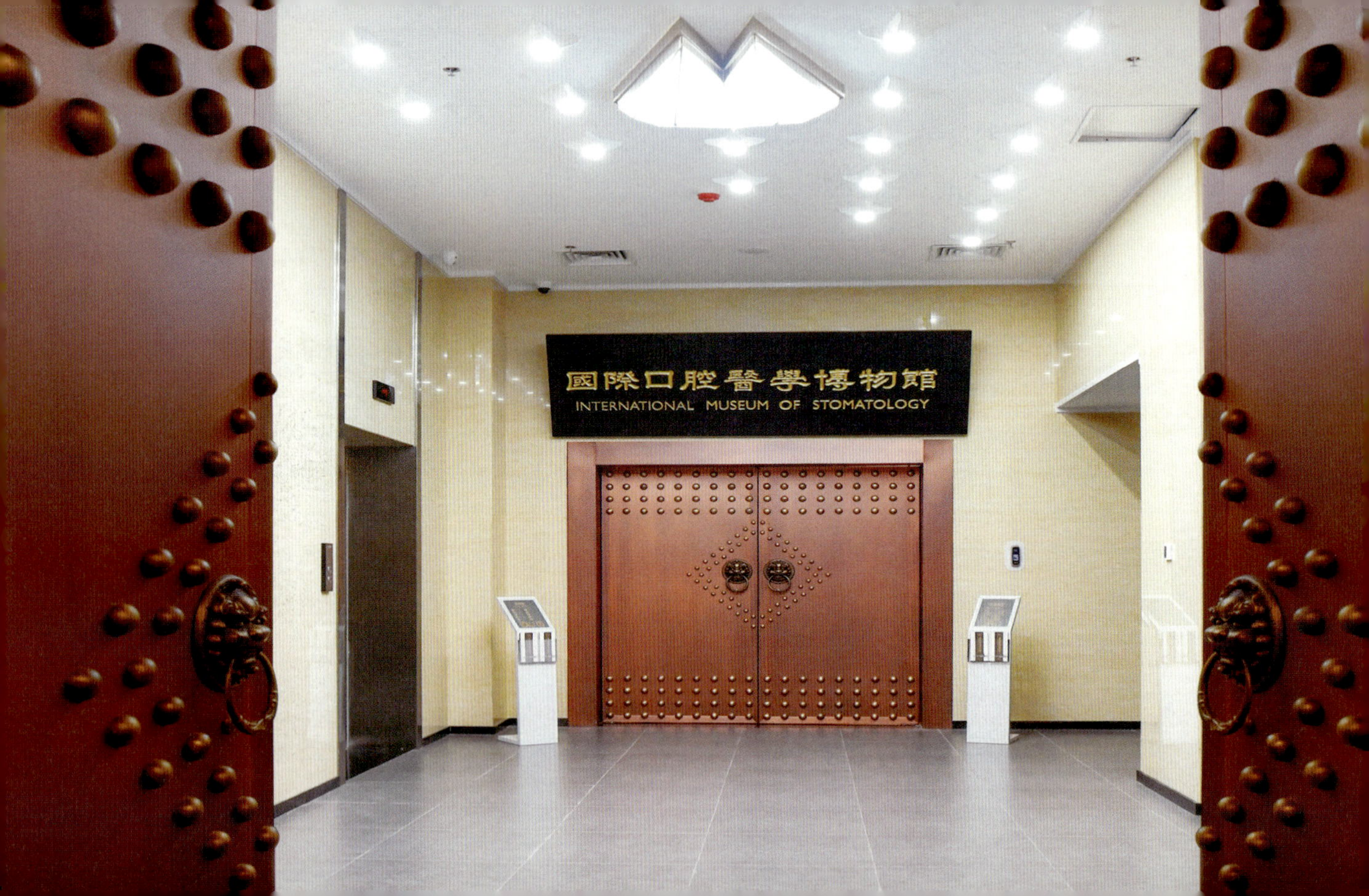
國際口腔醫學博物館
INTERNATIONAL MUSEUM OF STOMATOLOGY

口腔疾病是全球公认的严重危害人类健康的高发疾病，可以发生在人生的各个阶段，不仅影响口腔功能，而且与全身健康息息相关，还关系容貌和自信。

人们在日常生活中会被很多口腔问题困扰，比如：牙齿过敏该怎么办？口臭是病吗？洁牙会损伤牙齿吗？矫正牙齿需要拔牙吗？张口呼吸需要看医生吗？那么，就让我们带着这些困惑走进国际口腔医学博物馆，开启一段独特的牙齿健康之旅。

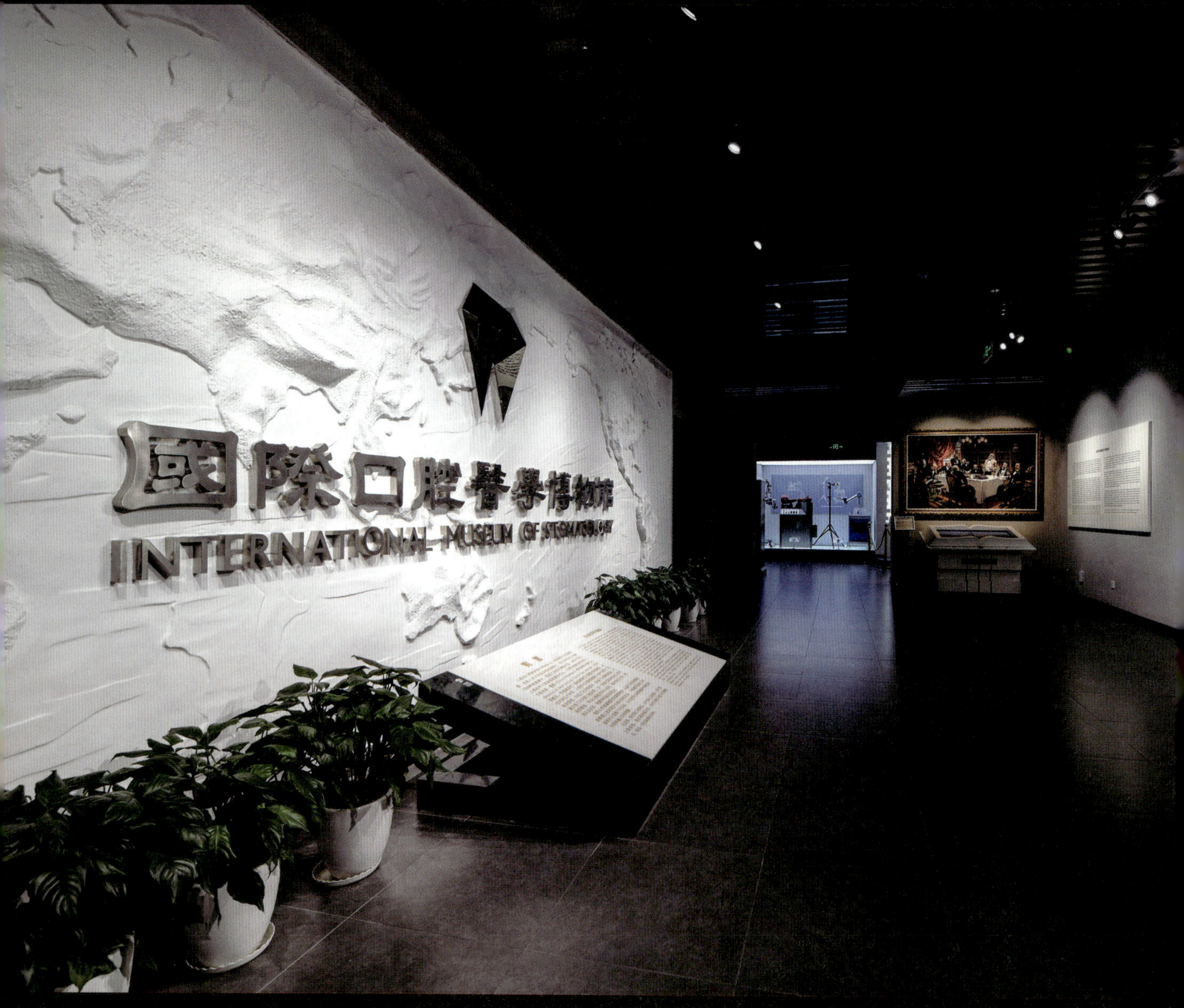
國際口腔醫學博物館
INTERNATIONAL MUSEUM OF STOMATOLOGY

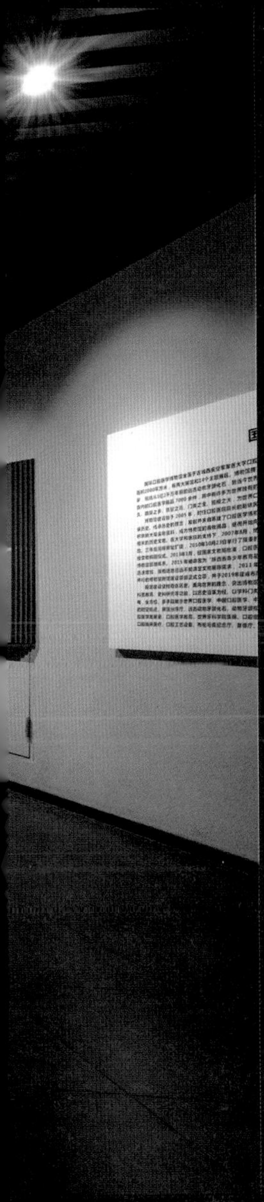

国际口腔医学博物馆序厅。以世界地图为背景的墙面上，博物馆的标志——“钻石牙”镶嵌其中，寓意着博物馆立足于五湖四海，服务于全世界

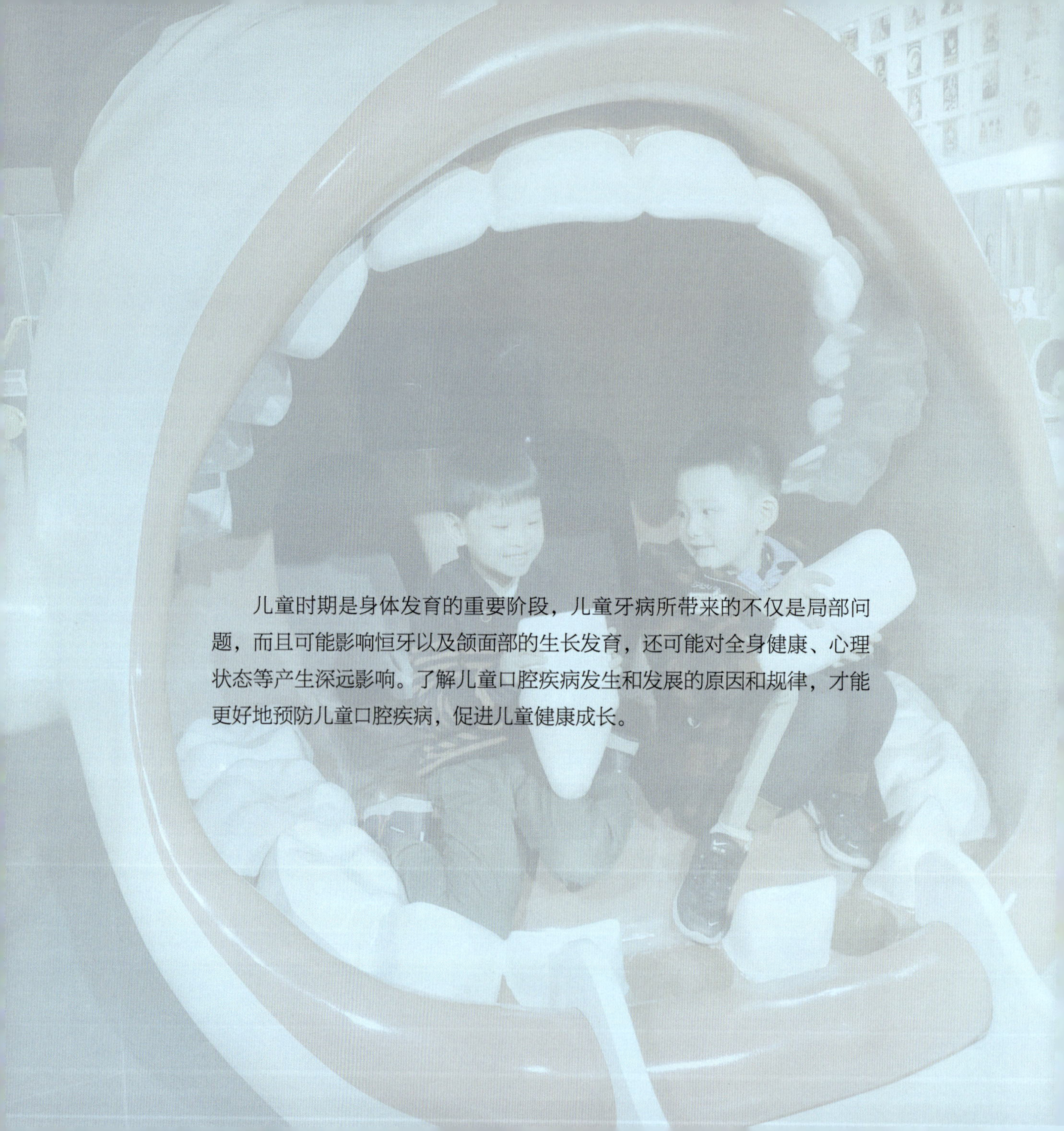

儿童时期是身体发育的重要阶段，儿童牙病所带来的不仅是局部问题，而且可能影响恒牙以及颌面部的生长发育，还可能对全身健康、心理状态等产生深远影响。了解儿童口腔疾病发生和发展的原因和规律，才能更好地预防儿童口腔疾病，促进儿童健康成长。

第一篇

儿童牙病

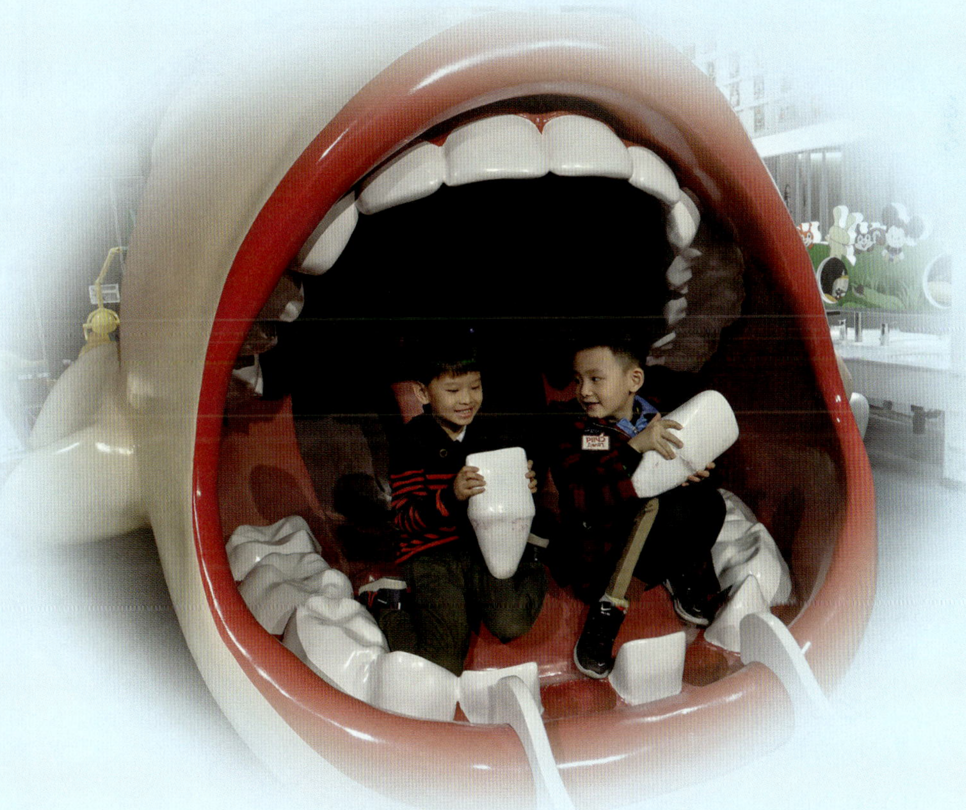

国际口腔医学博物馆沉浸式科普体验项目“大嘴巴里认牙齿”

小朋友在“淘气”娃娃口腔中了解牙齿名称和作用

1 啥时候长牙与换牙

人类有两副牙列，一副乳牙列，于6个月左右萌出；另一副则是恒牙列，于6岁左右萌出。宝宝一般在6个月时开始长牙，最先萌出的是下颌前牙，随后是上颌前牙。正如刚露头的“荷花花苞”一样，粉红色的黏膜中钻出来了白色的“尖尖角”。在这一阶段，宝宝会逐渐产生咬东西的意识，妈妈哺乳时要留心，避免被牙尖咬伤，同时也要密切关注宝宝牙齿的萌出情况，过早或过晚萌出都会影响整个牙列发育的平衡。乳牙的萌出先从下颌中切牙开始（6～8个月），最后是上颌的第二乳磨牙（约2.5岁）。以罗马数字来代表乳牙的牙位，乳牙萌出顺序一般为Ⅰ→Ⅱ→Ⅳ→Ⅲ→Ⅴ，左右同名牙一般会成对萌出。在乳牙萌出过程中，家长除了关注宝宝的牙齿萌出情况外，还要特别注意在第一颗牙齿萌出后，给小乳牙做好清洁，可以在每次进食后喝点白开水，起到冲洗牙齿、清洁口腔作用，也可用纱布擦拭小牙齿。

很多家长会为宝宝的牙缝较大而担心，殊不知这是一种正常生理现象。乳牙萌出后与邻牙有生理间隙，也有些乳牙列初期没有间隙，随着颌骨发育，乳牙列出现间隙，我们称之为“发育间隙”，这些间隙为恒牙萌出预留出足够空间，以利于比乳牙宽大的恒牙顺利萌出。

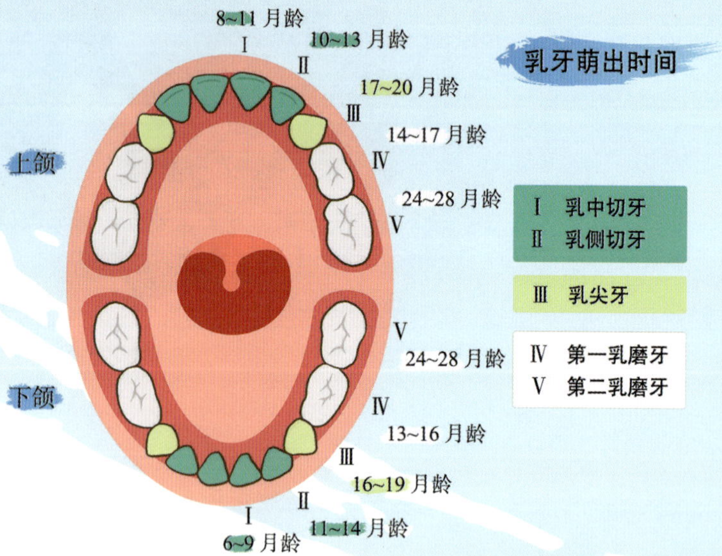

宝宝长到 6 岁左右时，第一颗恒牙萌出，被称为“六龄齿”。这是人类最早萌出的恒牙，也是口腔中功能最强大的牙齿。由于六龄齿和第二乳磨牙邻近且长得很像，很多家长易将其误认为乳牙。

恒牙的萌出从 6 岁一直持续到 12 ~ 13 岁。以阿拉伯数字代表恒牙的牙位，恒牙萌出顺序一般为上颌 6→1→2→4→5→3→7，下颌 6→1→2→3→4→5→7，上下颌会有差异，牙齿在合适的时间于合适的位置萌出，对于之后牙列的整齐排列至关重要。

一般情况下，乳、恒牙都会按时萌出，前后相差半年也属正常。但当超过时限牙齿仍未萌出，就需要去看医生了。可通过 X 线检查有无牙胚、牙胚发育是否正常、牙齿有无异位、牙齿萌出有无阻碍等问题，并及时予以相应治疗，以免对口颌系统造成不良影响。

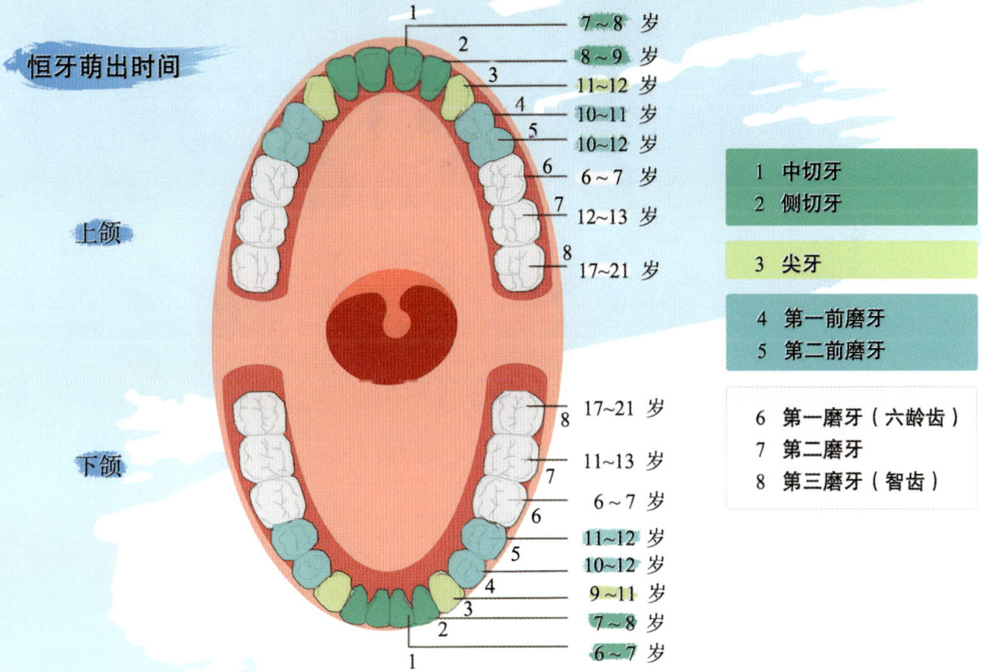

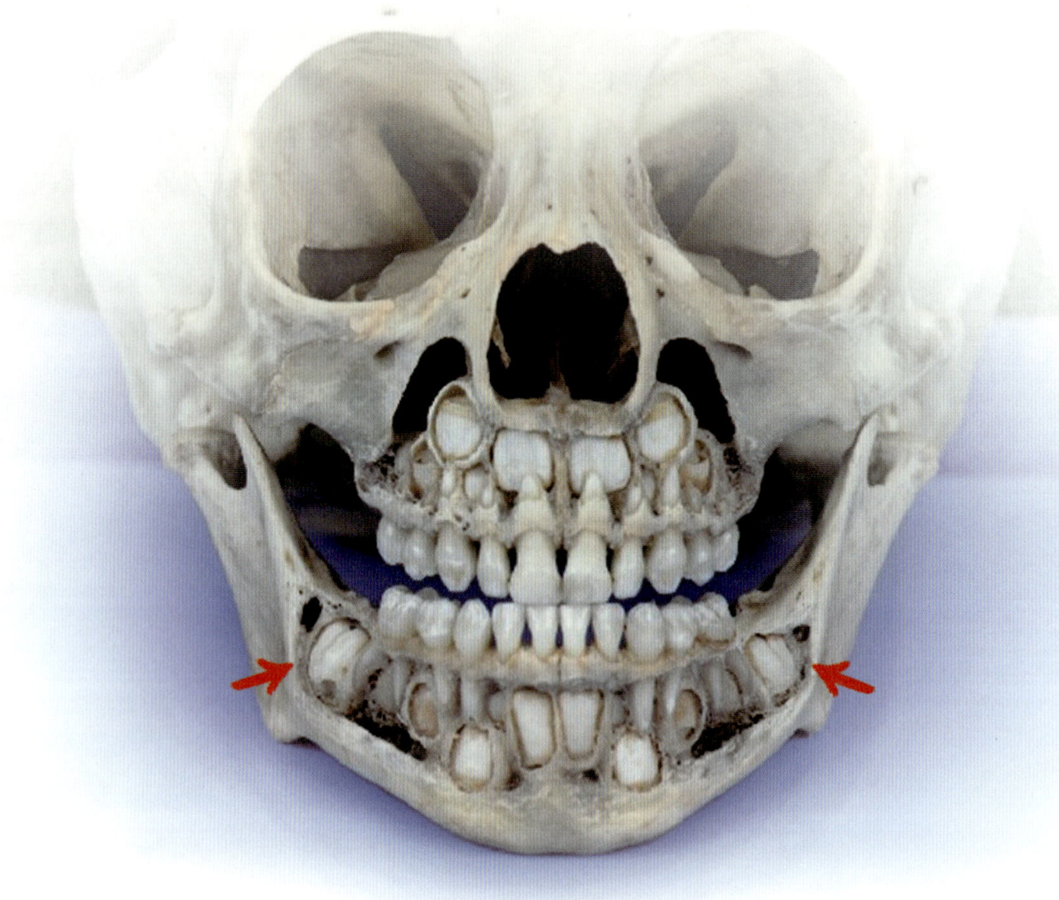

儿童乳恒牙交替解剖标本

乳牙列下方为待萌的恒牙，红色箭头所示为即将萌出的六龄牙

2 当心，乳牙更易长“虫子”

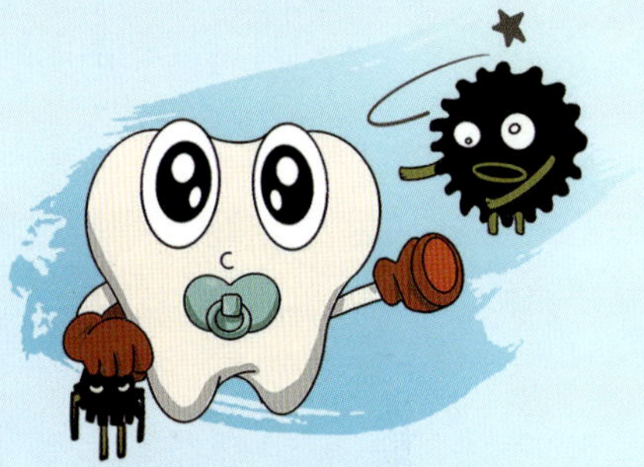

生活中我们经常会发现，孩子的乳牙与成年人的恒牙相比更容易患龋，即人们常说的“虫牙”。那么，为啥孩子的乳牙容易长“虫子”呢？

首先，与乳牙自身结构有关。从牙齿结构来看，乳牙的硬组织和恒牙相比更薄，矿化程度也低，抗龋能力自然会弱一些，所以更加容易患龋。

其次，儿童易患龋与饮食结构有关。儿童爱吃零食，爱吃精细、软糯、香甜食物，这类食物容易黏附在牙齿上，为致龋菌提供了适宜的生存环境。而且细软的食物因纤维含量少，咀嚼运动相对减少，削弱了食物纤维对牙齿的摩擦清洁作用。所以，家长要注意让孩子多吃蔬菜、水果、肉类等多纤维食物，不仅可以弥补精制食物营养单一的缺陷，还对预防龋齿起到积极作用。

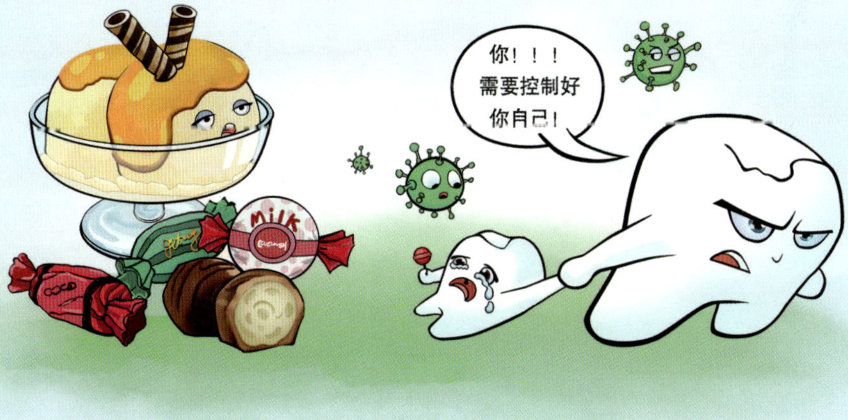

另外，儿童易患龋与口腔卫生不良有关。很多儿童对于口腔卫生维护的重要性认识不足，很难坚持饭后漱口、早晚刷牙的习惯，使致龋菌有机可乘，这是儿童易患龋的重要因素。所以家长一定要督促儿童养成良好的口腔卫生习惯，并且帮助和指导孩子刷牙，让细菌无处藏身，龋病自然就会减少。

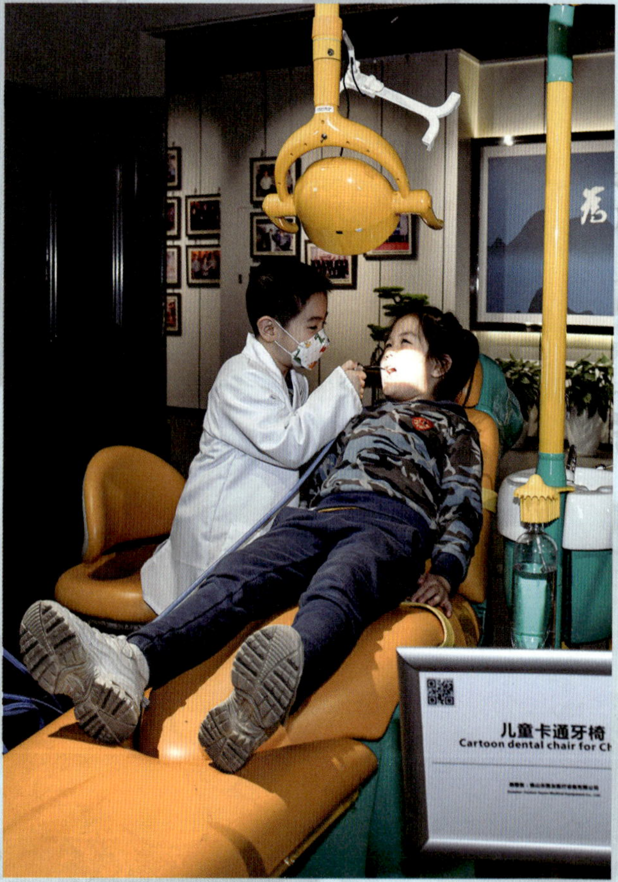

国际口腔医学博物馆“我是小牙医”互动项目，小朋友在儿童卡通牙椅上模拟口腔检查，增强爱牙意识

3 乳牙有洞要及时补

有部分家长认为，小孩子反正要换牙，所以乳牙“烂了”不用治，等换了新牙就没事了，这是非常错误的观念，会给孩子的口颌及全身健康带来严重危害。

乳牙有着非常重要的功能，不仅用来咀嚼食物，而且还通过咀嚼不断刺激颌骨发育，并引导恒牙萌出。所以，乳牙患龋不仅给儿童带来疼痛等不适，影响食物的摄入以及消化吸收，进而影响全身健康。同时，由于咀嚼功能的减弱，颌骨发育也会受到一定影响，造成牙列拥挤等问题。当龋损严重影响到牙根时，会影响乳牙下方恒牙胚的发育，导致恒牙形态及结构异常；乳牙因龋过早脱落，还会引起恒牙萌出异常、牙列不齐等问题出现。

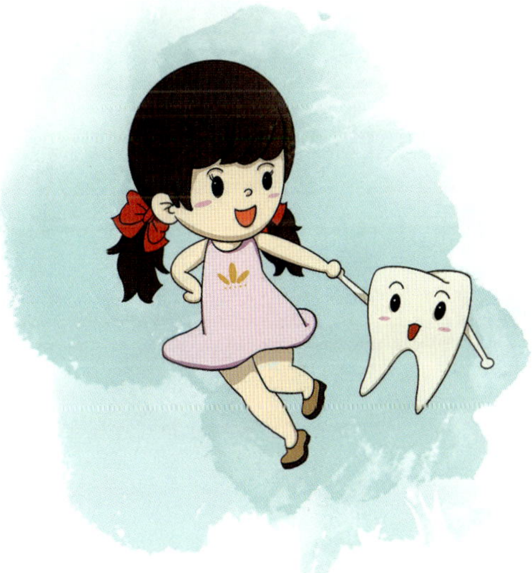

所以，乳牙患龋不仅给孩子带来痛苦，还会影响颌面部发育以及全身健康。家长不仅要关注孩子的牙齿是否正常萌出，还要让孩子养成良好口腔卫生习惯，定期进行口腔检查，有龋尽早治疗，千万不要认为乳牙会被替换就对其不管不顾。

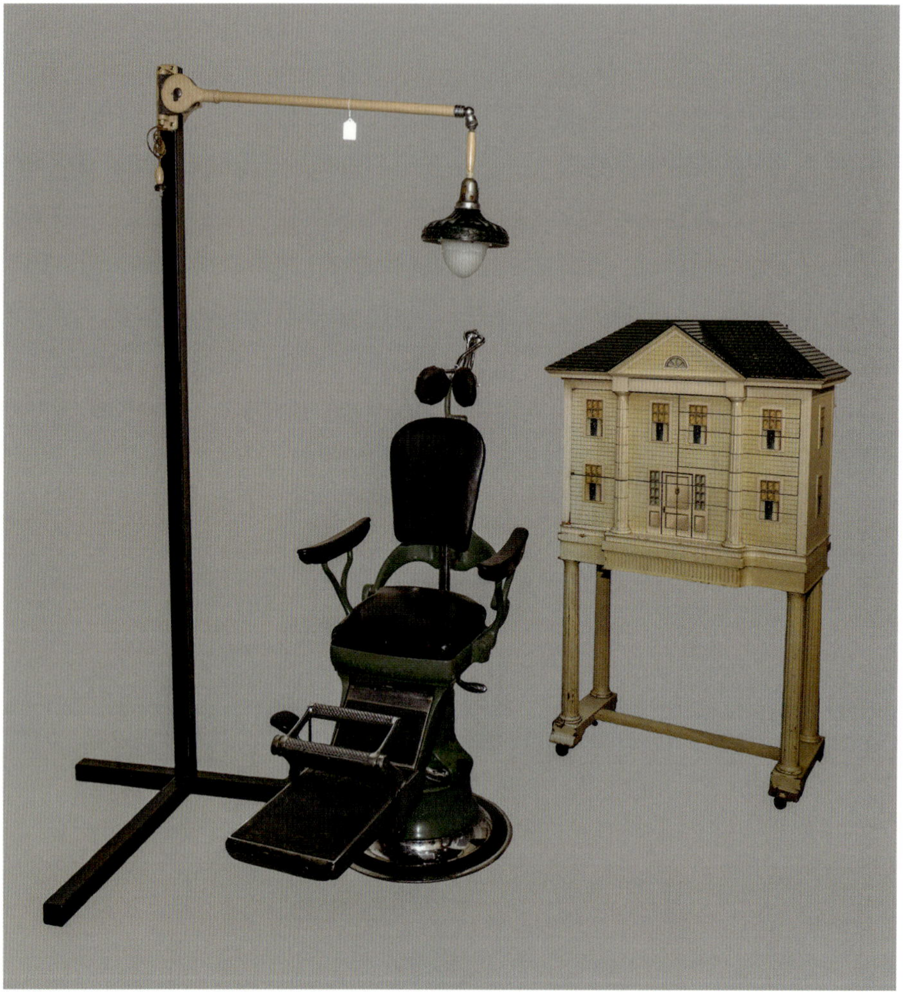

20 世纪初美国产儿童牙科治疗单元

由适配儿童身高的专用牙椅、卡通器械柜、悬臂式照明灯组成

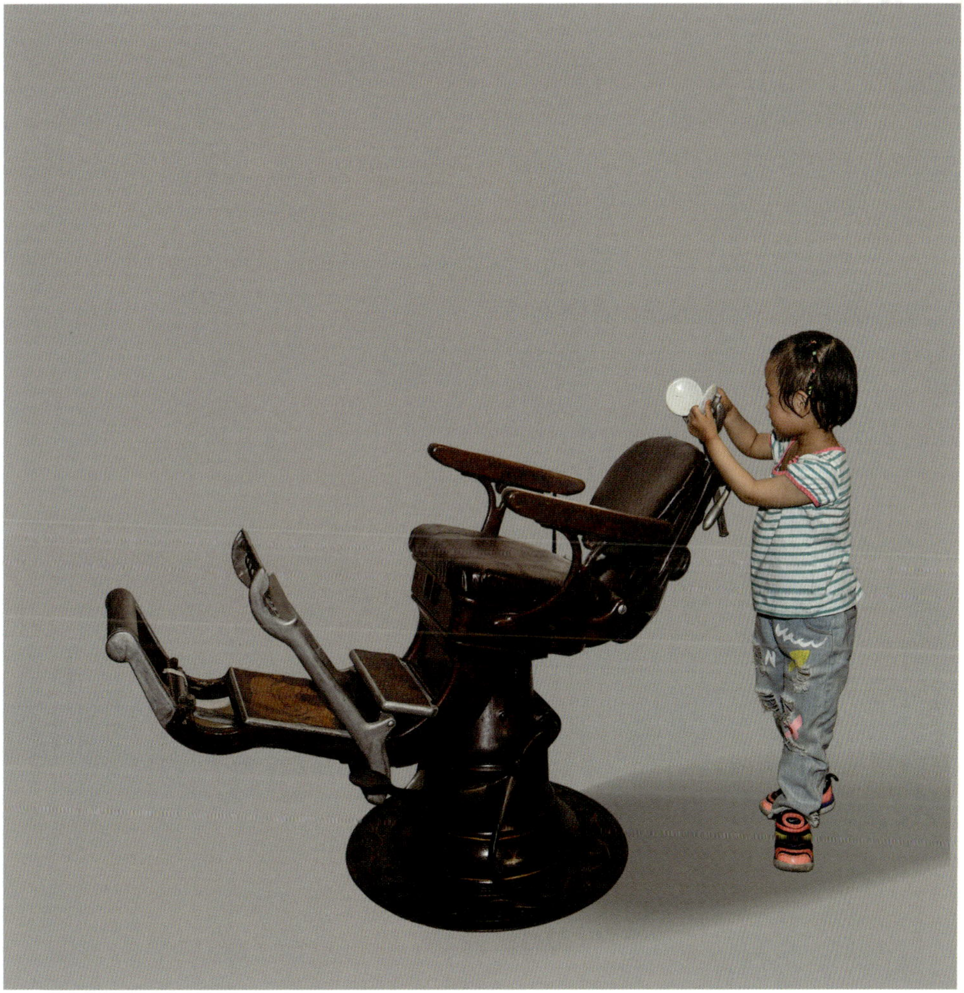

20 世纪初美国产儿童专用牙椅，可适应不同身高儿童

4 乳牙早掉要留空

当乳牙因为龋损、外伤等因素提前脱落后，会在原位留下一个空隙，而这个空隙将会造成相邻牙齿倾斜移位、牙列不齐等一系列问题。那么，为什么掉一颗牙会带来这么严重的问题呢？又该如何避免缺牙造成的不良影响呢？

牙齿在牙弓中保持正确的位置是由多方面因素协同作用的，如果这些因素失去平衡，与相邻牙齿的邻接关系就会改变，出现牙列不齐。而乳牙间隙保持器就是保持脱落乳牙留下的空隙，维持邻牙在牙弓中位置的一种治疗方法。

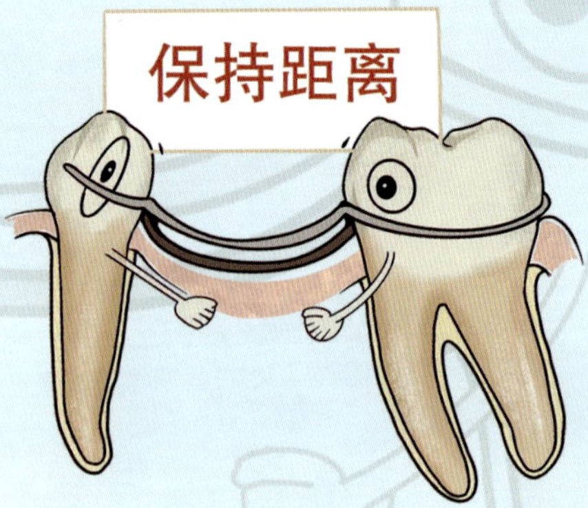

根据固位形式的不同，间隙保持器可分为固定式和可摘式两种。

固定式间隙保持器用金属带环或金属牙冠固定在邻牙上，以钢丝簧来保持间隙，适用于单个牙缺失的情况。

可摘式保持器是用活动义齿的方式保持间隙，多用于多个牙缺失的情况。

儿童处于不断变化的生长发育时期，不同年龄儿童发育情况也不一样。乳牙缺失后是否需要间隙保持、应采用何种方式维持间隙，医生会结合儿童的年龄、恒牙胚发育情况、乳牙早失的位置等因素综合考虑。

儿童新长出的年轻恒牙早失后，短期内邻牙就可能移位。为了保证孩子牙列的正常生长，并为成年后修复提供良好条件，应尽早佩戴间隙保持器。亡羊补牢，仍旧为时不晚。

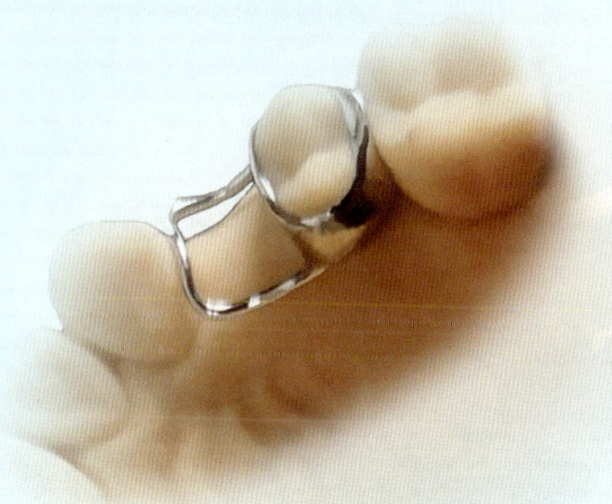

间隙保持器，用于保持牙齿之间的间隙，
为恒牙正常萌出留足空间

5 功劳最大的六龄齿

儿童 6 岁时，在上下牙列最后位置会萌出一颗牙齿，这就是孩子长出的第一颗恒牙，学名“第一恒磨牙”，因 6 岁时萌出，又被称作“六龄齿”，是陪伴我们时间最长的牙齿。

六龄齿位置相对恒定，对于稳定全口牙齿的正常排列、确定上下颌牙齿的咬合关系起到非常重要的作用。同时，六龄齿牙冠最大，𬌗面最宽，形态复杂，粉碎力强，咀嚼所有食物几乎都离不开它，是口腔咀嚼工作最重要的承担者。对于儿童而言，它强大的咀嚼功能可以有力刺激上下颌骨的健康发育。

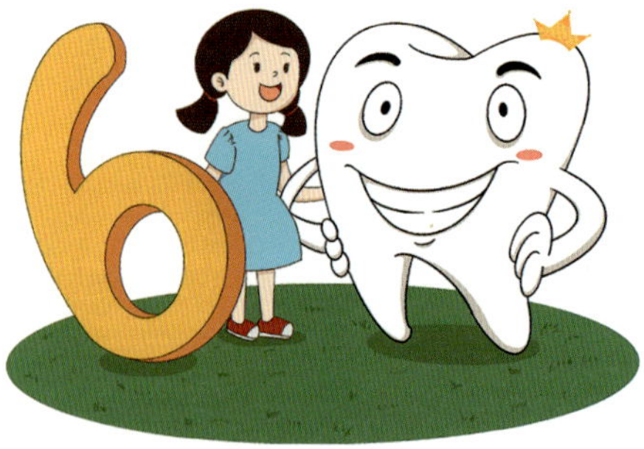

由于六龄齿是最先萌出的恒牙，再加上它窝沟点隙较多，所以也是最容易发生龋坏的恒牙。一旦六龄齿因龋坏而被拔除，不仅对咀嚼功能造成极大的影响，而且可能导致全口牙齿咬合紊乱，重者还可能影响儿童颌面部的正常发育。所以，六龄齿萌出后要细心保护，除了饭后漱口、按时刷牙外，还应及时进行窝沟封闭，预防龋齿发生。

六龄齿的牙胚在妊娠末期开始钙化，3 岁左右牙釉质才发育完成。因此，母亲应保证妊娠期营养，注意婴幼儿期的喂养，以预防六龄齿发育不良。

保护好六龄齿关系全口牙齿健康，家长要注意观察孩子六龄齿的萌出情况，定期去医院检查，发现问题及时治疗。

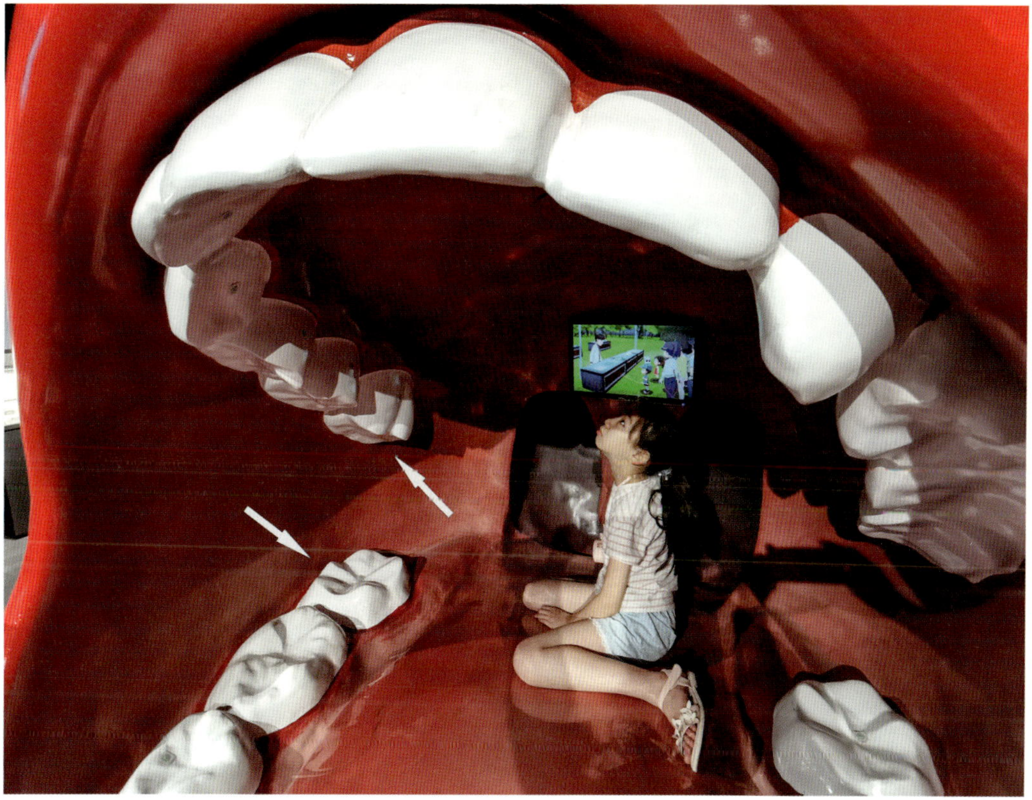

小朋友在国际口腔医学博物馆科普娃娃口腔中认识六龄齿（箭头所示）

6 需要当心的替牙期

“千门万户曈曈日，总把新桃换旧符”，新桃旧符的更换在新年伊始有重要意义，牙齿新旧更替在儿童成长过程中也有着重要意义。儿童自 6 岁起，乳牙开始脱落，恒牙逐渐萌出，直至 12、13 岁乳恒牙交替全部完成，这一时期我们称之为替牙期。在替牙期，乳牙和恒牙在口腔内共存，是儿童牙列和颌骨发育的重要时期，对咬合关系和面型等都有重要影响。所以，家长要知晓替牙期的特点以及注意事项，以帮助孩子顺利度过替牙期。

第一，家长要关注孩子恒牙萌出时间及顺序是否正常。

在 6 ~ 13 岁的乳恒牙交替期，家长要注意观察孩子牙齿萌出时间及顺序，发现乳牙滞留、恒牙迟萌等问题，应及时去医院查明原因，由医生视情况进行相应治疗。

第二，家长要关注孩子恒牙萌出位置是否正常。

恒牙应该在脱落乳牙原有的位置上萌出，如恒牙已萌出乳牙仍未脱落，即出现双排牙，应及时拔掉滞留乳牙；如有多生牙也应及时拔除，以避免牙列拥挤；反𬌗也须及时纠正，以免对上下颌骨发育和面型造成不良影响。总之，恒牙若萌出位置偏移，应及时就医，医生会视具体情况及时纠正。

第三，家长要关注儿童是否存在不正常的牙间隙。

如果儿童有乳牙早失、牙间隙过大等情况，应及时就医，医生会根据儿童的年龄、恒牙胚发育情况、牙齿萌出情况以及乳牙早失的位置综合判断是否需要采用间隙保持器来维持牙齿在牙弓中的正确位置。同时，也要预防外伤造成牙齿脱落。

第四，家长要检查儿童乳牙是否患龋。

混合牙列期，牙齿因排列不齐更易患龋，所以家长要经常检查孩子的牙齿，发现问题及时就医治疗，防止龋坏严重影响恒牙胚，并防止乳牙因龋提前脱落导致异常牙间隙产生。

第五，及时纠正儿童不良口腔习惯。

替牙期内，恒牙依次萌出，逐渐建立稳定的恒牙列。而儿童的不良口腔习惯（如吮指、口呼吸、咬嘴唇、用舌头舔乳牙脱落后的缺口等）可能会影响恒牙萌出路线，造成恒牙的偏斜，咬合关系错乱，甚至影响上下颌发育及面型。

所以，家长要格外留意孩子的小动作，及时纠正孩子的各种不良习惯，以免造成牙列及颌面部畸形。

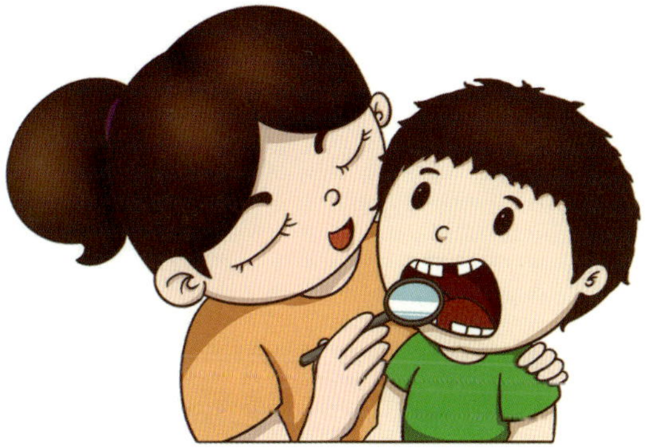

第六，家长要特别注意孩子口腔卫生的维护。

良好的饮食结构和生活习惯对保持口腔卫生非常重要。家长要注意调整孩子的饮食结构，增加粗纤维食物的摄入，减少含糖量高的精细食物的摄入。

同时，要让孩子养成饭后漱口、早晚刷牙的习惯，并耐心指导孩子正确的刷牙方法（刷牙方法见口腔保健章节）。儿童年龄小，不注意口腔卫生，食物残渣滞留在牙缝中，在细菌的作用下产酸，破坏牙体硬组织，从而发生龋损。所以，家长一定要注意孩子口腔卫生的维护。

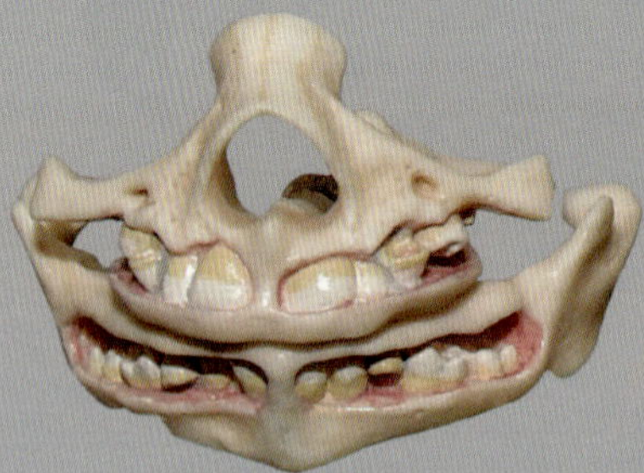

乳牙牙列期

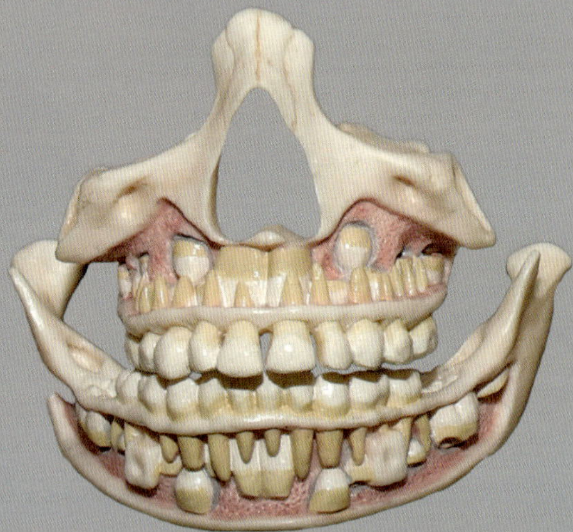

混合牙列期

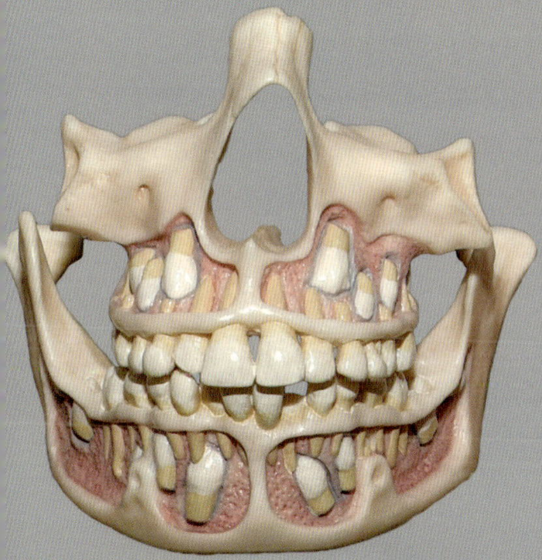

混合牙列期

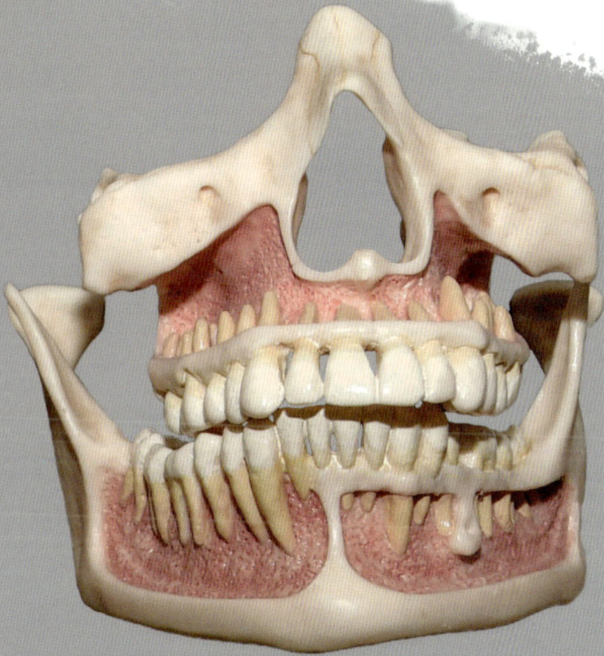

恒牙牙列期

乳、恒牙更替教具

7 儿童的“小黑牙”是怎么回事

在生活中我们会发现，孩子的小牙齿看起来没有龋洞，也没有疼痛、敏感等不适，但却是黑黑的。这让家长忧心忡忡。

其实，这种牙齿表面出现的黄色、褐色或黑色的斑点或斑块是由色素沉着造成的，医学上称之为儿童牙齿色素沉着，究其原因主要分为外源性和内源性。

外源性色素沉着常见原因为饮食因素、口腔卫生不良及药物补充剂等，频繁食用巧克力、蓝莓、可乐等食物及饮料，可造成色素沉着；不认真刷牙，导致牙菌斑堆积，吸附色素后形成黑色或褐色沉积；给孩子补充铁剂等，也可导致黑渍产生。

内源性因素常见于儿童缺钙、维生素 D 缺乏或高烧等导致的釉质发育不良及遗传或代谢因素。

针对以上原因，家长应该注意调整孩子的饮食结构，减少深色食物摄入；保证维生素及钙的摄入，做到营养均衡。同时，让孩子养成良好的口腔卫生习惯，并帮助孩子清洁牙齿，包括正确刷牙以及使用牙线清洁牙缝隙等；定期看牙医，检查孩子口腔情况，清理顽固色素。

特别要注意的是，色素沉着常见于牙颈部、牙缝或者牙面，表面光滑；如果牙齿上出现白垩色，或窝沟处黑斑不断加深扩大，或出现粗糙、凹陷，或敏感等，可能为龋齿早期表现，要及早就医。

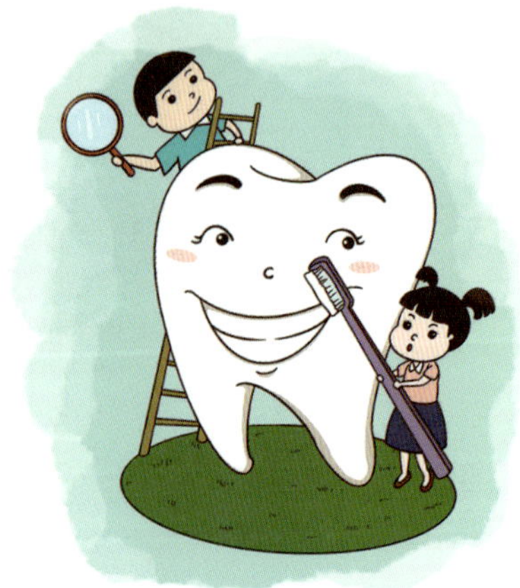

色素沉着通过专业牙齿清洁大都可去除，但家长也不可掉以轻心，因为不良饮食及口腔卫生习惯还可能引发龋齿。

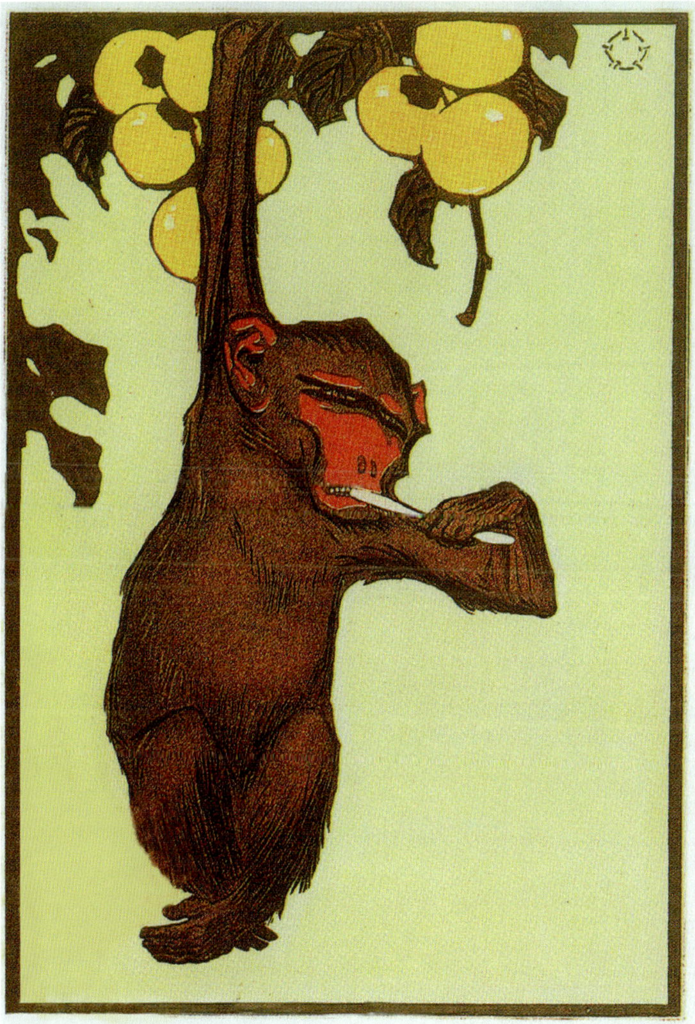

“小猴刷牙”明信片

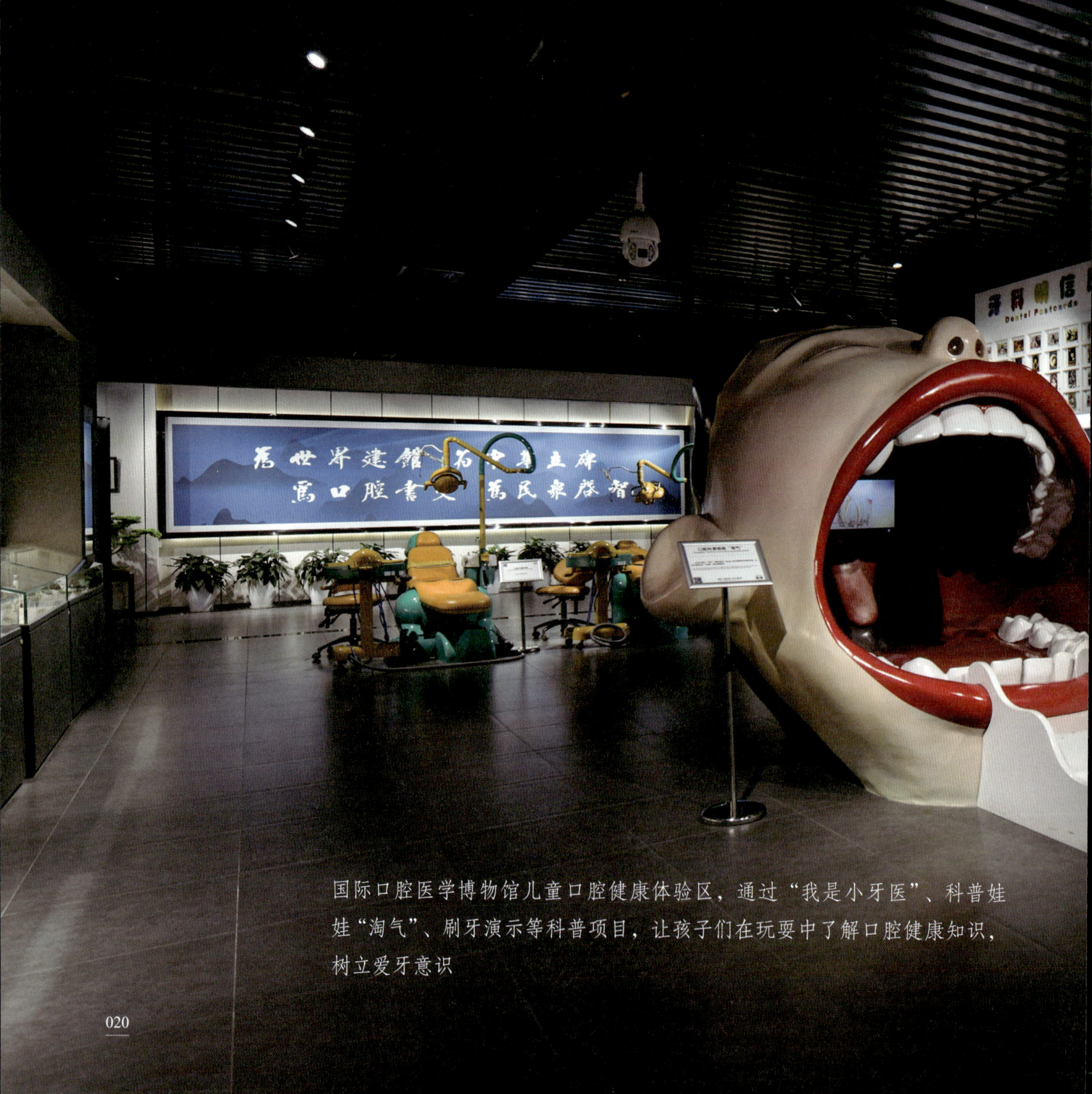

国际口腔医学博物馆儿童口腔健康体验区，通过“我是小牙医”、科普娃娃“淘气”、刷牙演示等科普项目，让孩子们在玩耍中了解口腔健康知识，树立爱牙意识

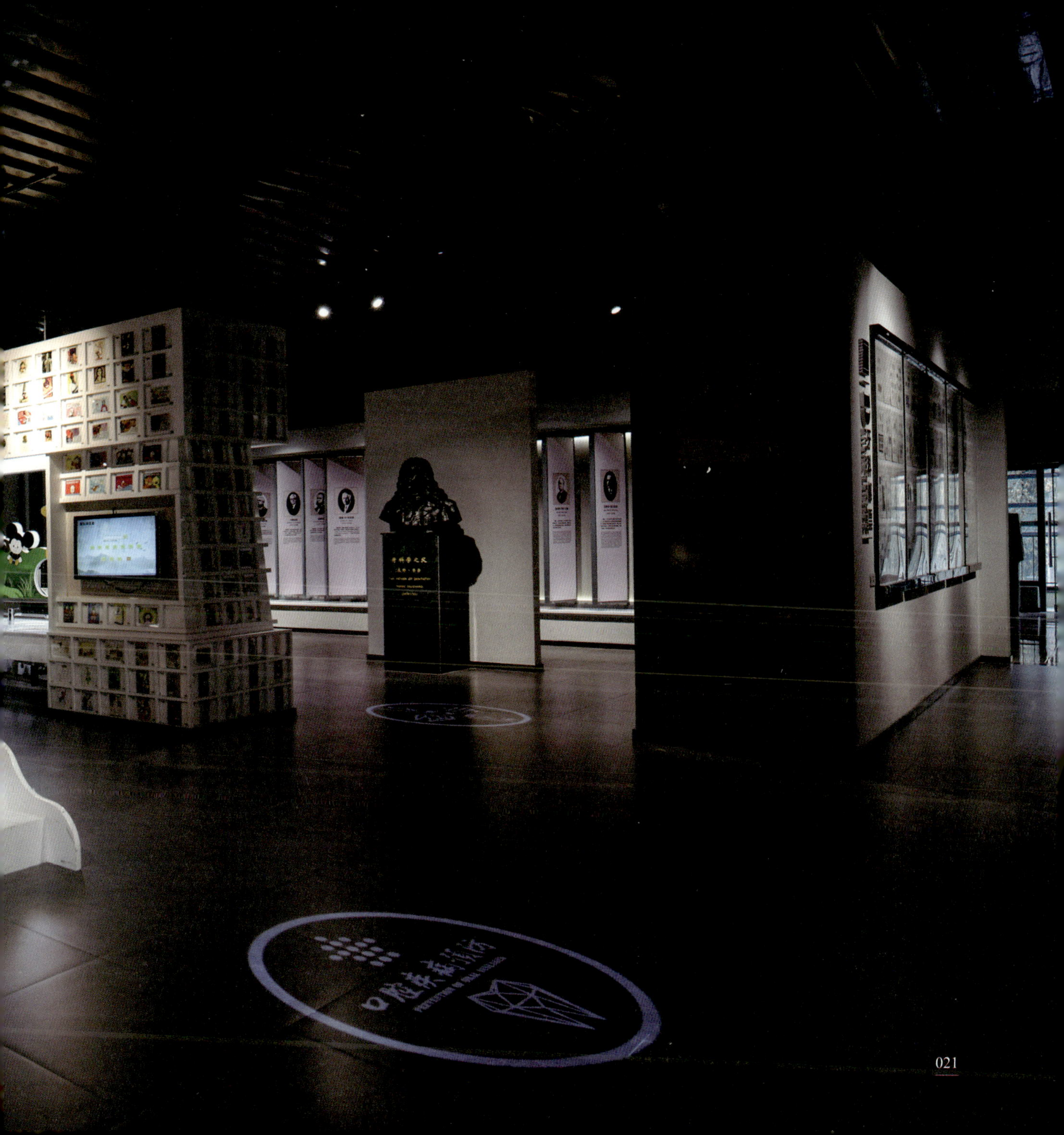
口腔疾病预防

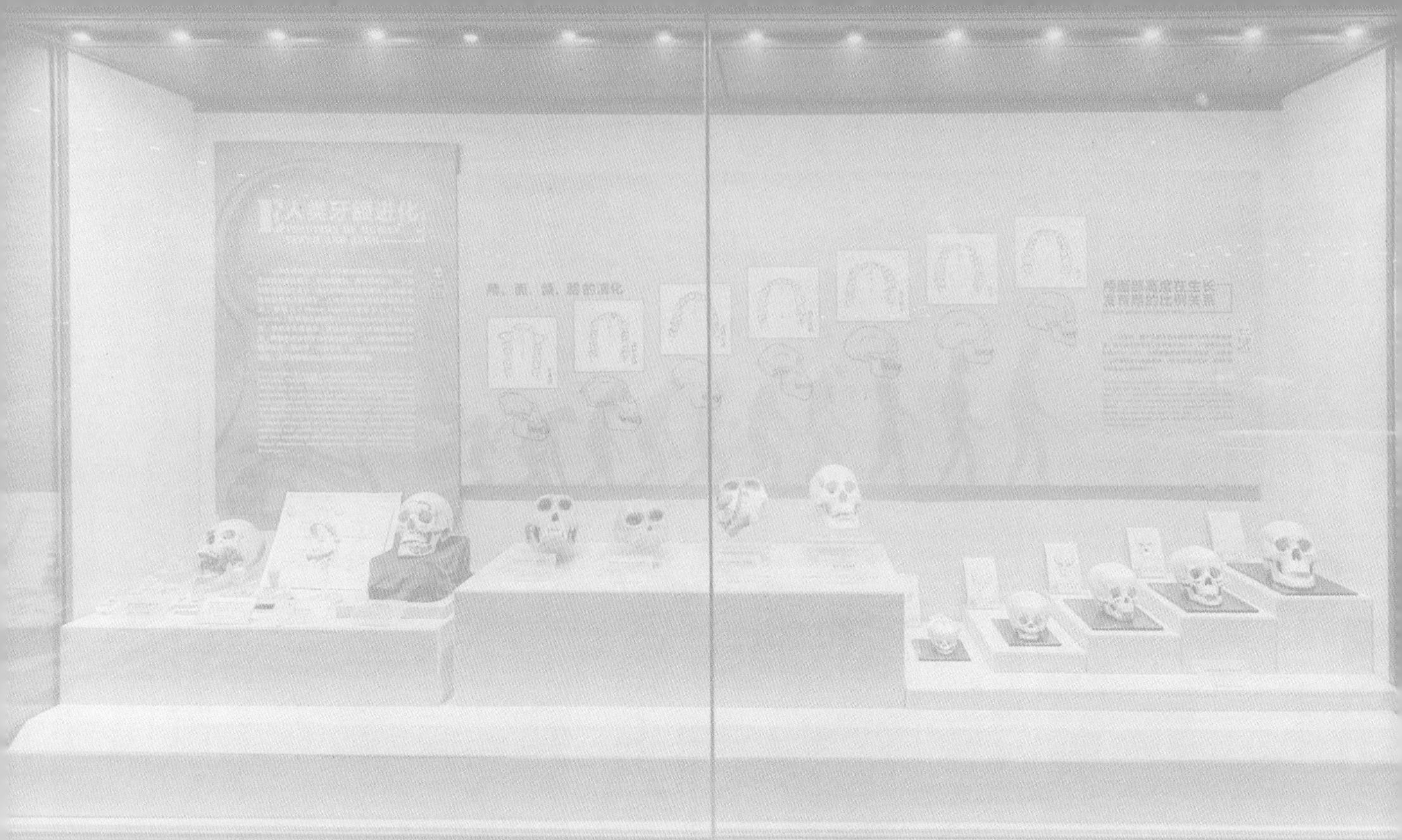

牙齿疾病与人类的成长相伴而行，甲骨文就已出现“龋”字。从距今6 000多年前的新石器时期人类牙齿标本上，可见龋齿、牙齿磨损、牙齿松动等问题，这说明龋病、牙周病等常见口腔疾病已经伴随我们至少几千年了。人类一直和口腔疾病作斗争，从无可奈何到积极治疗再到有效预防，我们走过了曲折漫长的道路，对牙病的认识越来越深入，治疗和预防手段也更加多样化。

第二篇

牙齿及其周围组织病

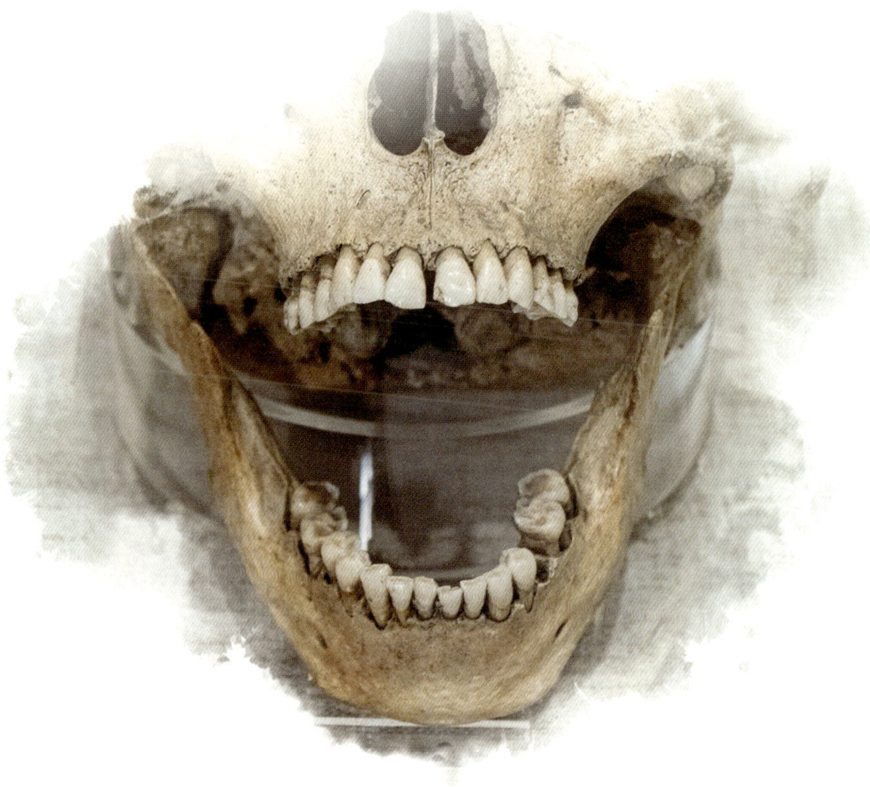

距今 6 000 多年前的新石器时代人类牙齿标本

1 一起来认识牙齿

牙齿是我们消化道的门户，牙好胃口才好。要保护好牙齿，首先要认识牙齿的结构。

大家都知道牙齿很坚硬，但坚硬的牙齿其实是空心，里面有红色的牙髓组织。全身硬度最高的组织——牙釉质，覆盖在牙冠表面，能够直接承担咀嚼力，但也是龋病最先损害的组织。牙根表面覆盖着牙骨质，在牙釉质和牙骨质的包绕之内，牙本质构成了牙的主体，不仅支持着表面的牙釉质，还对其内部的牙髓起着不可或缺的保护作用。牙髓是疏松结缔组织，内含血管、淋巴管、神经等，主要功能是保证营养供给以及免疫防御，感知冷热酸甜等刺激，通过疼痛信号警示磨损、龋齿等潜在问题，并可形成修复性牙本质。

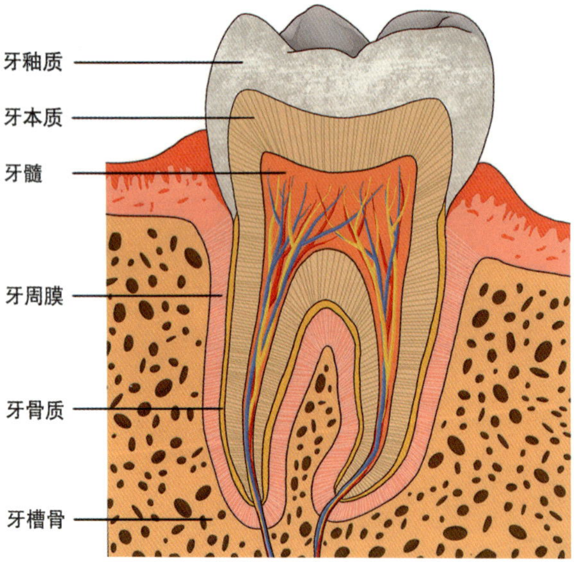

牙周组织包括牙周膜、牙槽骨、牙骨质和牙龈。如果将牙比作“大树”，那么牙周组织就是名副其实的“土壤”了，共同完成着支持、营养牙齿的功能。所以，牙周组织又可称为牙支持组织。虽然牙骨质是牙体组织的一部分，但它参与了稳固牙齿、承受和传递力的生理功能，同时参与牙周病变的发生和修复，故将其视为牙周组织的一部分。

当牙体组织和牙周组织的正常结构因为外力或者细菌侵蚀等因素受损时，就会出现一系列的牙体或牙周疾病，例如龋齿、牙髓炎、牙龈炎、牙周病等。认真刷牙保持口腔清洁、定期洁牙并进行口腔检查则是目前防治牙体病和牙周病的最有效方法。

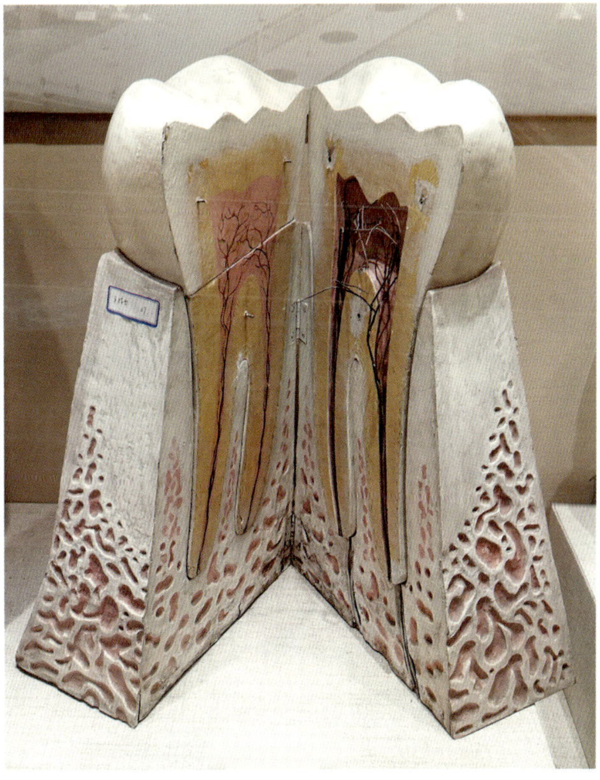

20世纪中期木质牙齿解剖教学模型，展示牙齿内部及其周围组织结构

2 “虫牙”是怎么回事

“虫牙”，医学上称之为龋齿。龋病不仅会导致牙齿逐渐损坏，影响咀嚼功能，严重者还可对全身健康造成影响，世界卫生组织已经将龋病与癌症和心血管病并列为人类需要重点防治的三大慢性非传染性疾病。

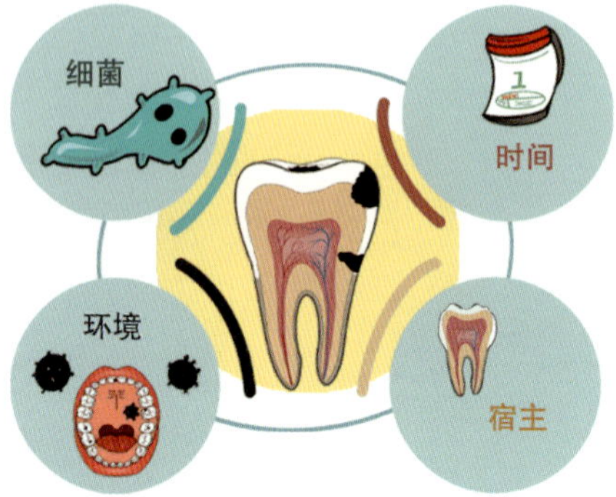

龋病的病因
（“四联因素”学说）

“虫牙”是民间对患龋牙齿（即龋齿）的俗称，那么“虫牙”真的是由“虫子”啃食导致的吗？其实这种说法是不准确的。目前公认龋病发生是由致龋细菌在我们口腔内的适宜生长环境中经过一定的时间作用而形成。

龋病是慢性进行性细菌感染性疾病，对牙齿的损害由表及里，由浅入深。按龋损对牙体组织的损害程度，可分为浅龋、中龋、深龋三个阶段。

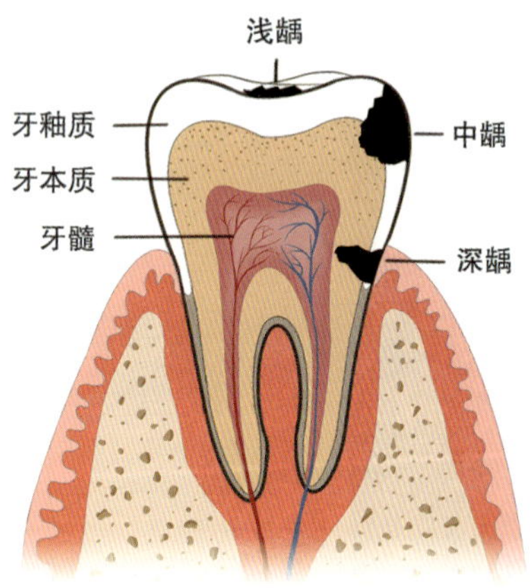

浅龋仅局限于牙齿表面即牙釉质，牙面有弥散的黑色条纹和斑点；使牙面失去正常光泽的白垩色斑块也是浅龋的表现。此时由于龋洞很浅或只有牙釉质脱矿变软，患者通常没有自觉症状，容易忽略。

中龋已经到达了牙本质浅层，可见明显的龋洞。当患牙受到冷热酸甜或者触压等刺激时就会出现疼痛感，但疼痛通常会随刺激的消失而消失，也不会出现自发痛。

深龋已经到达了牙本质深层，可见大而深的龋洞，或龋洞入口小，而深层有较为广泛的牙体组织破坏。此时患者会对外界刺激更为敏感，出现的疼痛感也更加强烈。

在龋病初期，我们可能仅仅会在照镜子的时候疑惑牙齿上怎么会有一个黑色的斑点，而吃东西无任何不适。但千里之堤溃于蚁穴，龋齿初期的牙齿表面呈现的黑色条纹和斑点就相当于一个蚁穴，如若我们放任不管，龋坏就会进行性扩大发展，甚至引起牙髓炎、根尖周炎，出现自发痛、咬合痛等症状。

龋病不同于我们平时身上的小伤口，如果不主动治疗是不会自动愈合的，只会越来越重。因此，要每半年进行一次口腔检查，发现龋齿及时治疗。治疗越早，治疗方法越简单，费用也越低。同时，早晚刷牙，饭后漱口，定期洁牙，可有效预防龋病的发生。

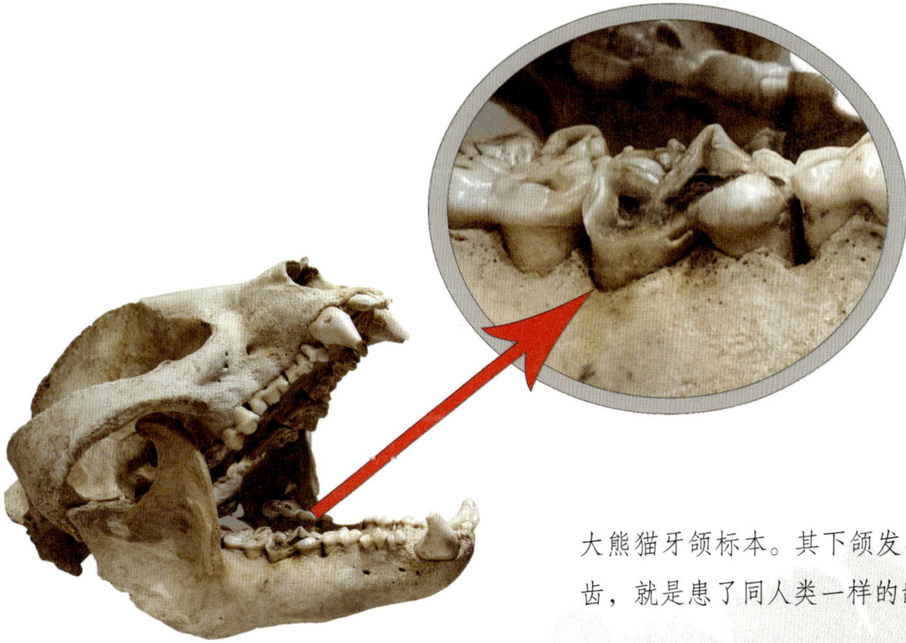

大熊猫牙颌标本。其下颌发黑的牙齿，就是患了同人类一样的龋病

3 冷热之“苦”

在生活中，有些人的牙齿没有龋损，也没有细小裂纹，但遇到冷、热、酸、甜等刺激时却会出现不适，这是怎么回事呢？其实，这种疾病就是牙本质敏感症，患者常常在喝水、刷牙、进食时遇到冷热酸甜等刺激感到牙齿“发酸”或疼痛，这些症状随刺激因素的消失而消失。

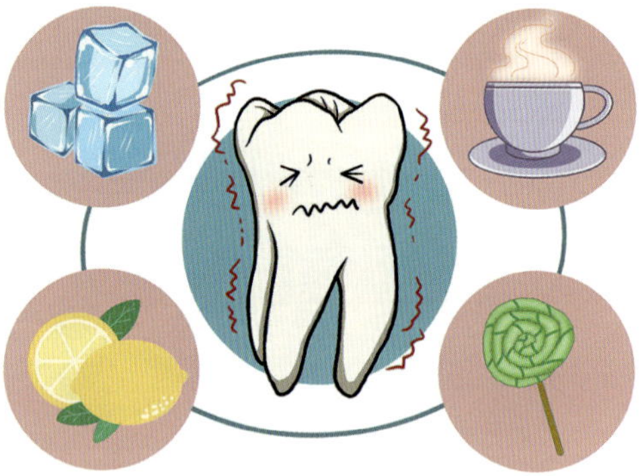

造成牙齿敏感的原因一般分为局部因素和全身因素。由于牙齿磨损等局部因素，牙齿表面用于隔绝外界刺激的牙釉质的完整性遭到破坏，使牙釉质下面的牙本质小管中神经末梢暴露，冷、热、酸、甜等各种刺激通过神经末梢传递到大脑，引发“牙酸”和疼痛。胃溃疡反酸、神经官能症、妇女妊娠期等全身因素也可使牙齿敏感性升高，导致全口大多数牙齿出现敏感症状，其酸痛程度随个体差异而不同。

目前针对牙齿敏感的治疗方法主要有两种，一是封闭牙本质小管，即脱敏治疗；二是去除牙髓。如果是全身因素造成的牙体敏感，则需要先治疗全身疾病。

常用的脱敏方法有以下三种。

1. 激光脱敏　激光脱敏主要是利用激光的热效应熔融牙本质小管表面的无机物，形成一层玻璃样熔融层阻塞牙本质小管，这就像是为神经末梢套上了一件隔离服，从而降低其对外界的感知来达到治疗效果。

2. 牙本质脱敏剂　脱敏剂是通过化学反应产生不溶性物质来阻塞牙本质小管，或减少牙神经敏感性，达到抗敏效果。常用的脱敏剂有硝酸钾类、草酸钾类、氟化甘油类等。目前大多数脱敏药物只能暂时缓解症状，疗效不能持久。

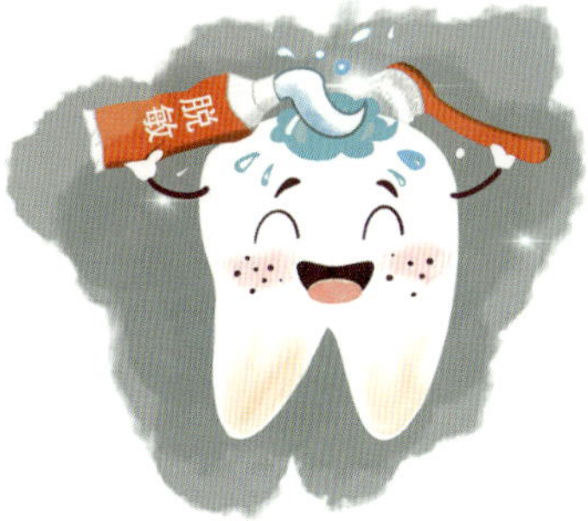

3. 脱敏牙膏 脱敏牙膏使用方便、价格低廉，是大部分患者首选的治疗方案。其原理是牙膏中的有效成分能与牙齿中的钙离子结合形成沉淀，封闭牙本质小管。

除了上述方法外，还有蜂胶脱敏、中药脱敏以及紫外线脱敏等治疗牙齿敏感的方法，但都存在着或多或少的不足，因此寻求理想的脱敏方法、长期维持脱敏效果仍然是学者们不懈努力的目标。

去除牙髓的方法只有在牙齿敏感严重，多种脱敏方法治疗无效时才不得已而使用。

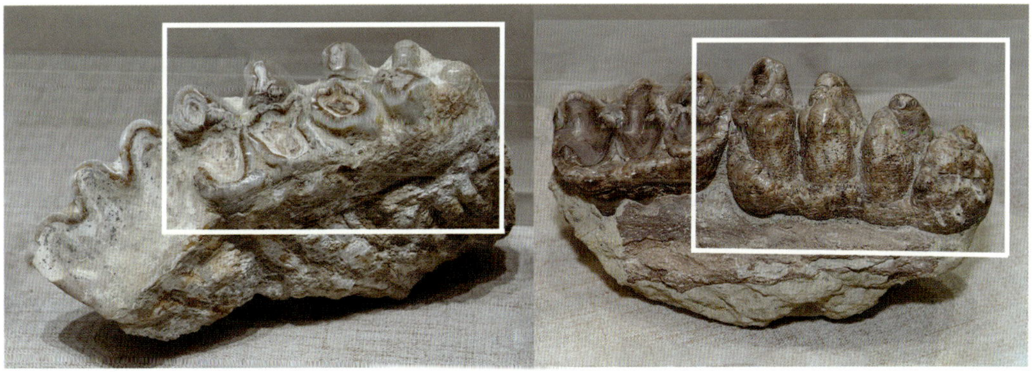

古生物牙齿化石，方框内为牙齿咬合面磨损情况对比

左图为严重磨损，右图为正常生理状态

4 变色的牙齿

我们牙齿的正常颜色为有光泽的淡淡的黄色且呈半透明状，看上去“齿如编贝”，非常漂亮。但在某些情况下，牙齿也会出现黄褐色甚至是黑色等异常的颜色，临床上将这种牙齿颜色的改变称为色素牙。色素牙除了影响面容美观，严重时还会伴随牙体组织损伤，不但让患者“笑口难开”，而且影响患者心理健康。

色素牙的主要表现就是牙齿呈现白垩色、黄褐色、黑色等不正常颜色。那么色素牙是怎么引起的呢？常见因素为在牙齿发育期（胎儿至儿童期）使用四环素类药物以及牙体本身疾病等因素所致。

1. 四环素牙　在牙胚发育期，经常服用四环素族药物，四环素与钙离子结合沉积到牙体组织内使牙齿呈黑灰色，有时还会合并牙齿硬组织缺损。

2. 氟斑牙　在牙齿发育矿化期长期饮用含氟过高的水，就有可能出现氟斑牙。氟会在牙发育期进入牙胚并沉积在牙釉质层，造成牙釉质的损害。轻度氟斑牙呈白垩色、黄褐色，重度氟斑牙呈黑褐色并伴有牙齿表面缺损。

3. 烟斑茶渍染色　长期吸烟和喝浓茶以及食用易着色的食物，会在牙齿表面形成黑褐色的色素沉着。

4. 牙髓坏死　牙髓坏死也会引起牙变色，如牙齿受外伤引起牙髓出血、坏死，牙齿就会变为暗红色、褐色或青灰色。有时修复材料或根管充填材料选择不当也会造成牙齿变色。

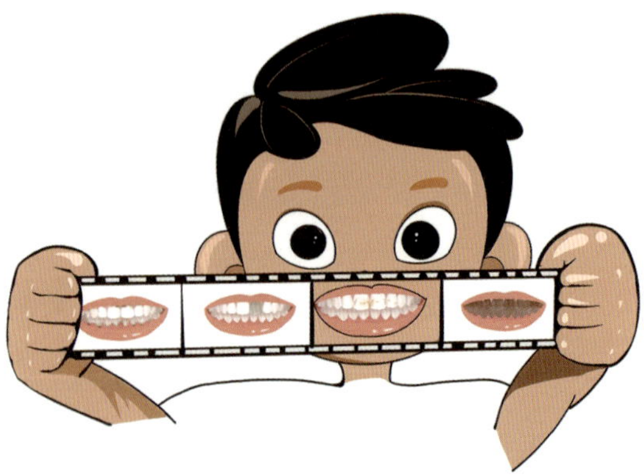

既然牙齿可以被上色，那么我们能不能像处理被墨汁染黑的衣物那样处理色素牙呢？答案是肯定的。对于喝茶抽烟等原因造成的色素沉着，大多通过洁牙就可以去除。对于中轻度四环素牙、氟斑牙、死髓牙，常用的治疗方法有激光美白、冷光美白等，可将漂白剂、美白剂、氧化剂等有效物质作用于牙体，达到美白效果。

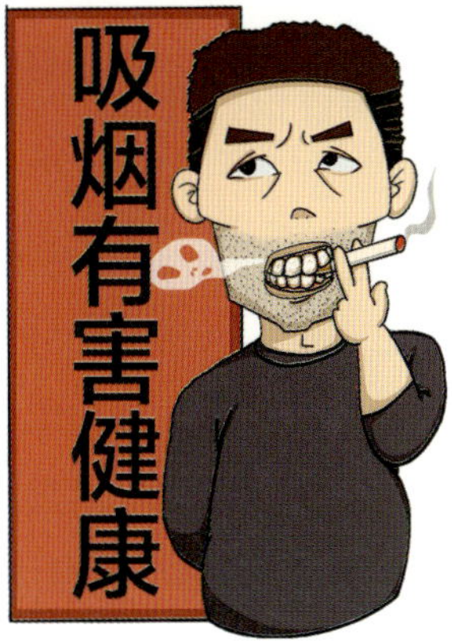

而对于重度色素牙，则可以进行全冠修复。其方法是将病变严重的牙体组织磨除后再用具有优秀性能的瓷贴面或瓷牙冠替代，可以较好恢复牙齿的形态与功能，达到“以假乱真”的效果。

色素牙的病因比较明确，因此我们在日常生活中可以通过预防来避免色素牙的产生，例如少抽烟、防止牙齿外伤的发生、在牙齿发育矿化期避免使用四环素类药物、控制含氟物质的摄取量等。相信只要做好预防并在牙齿有问题时及时治疗，大家都能拥有一口健康的牙齿。

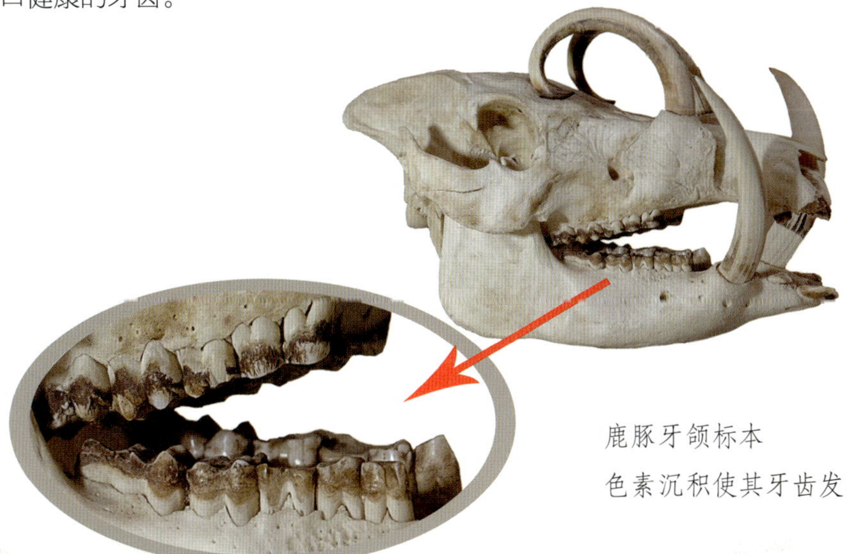

鹿豚牙颌标本
色素沉积使其牙齿发黑

5 “要命”的牙疼

“牙疼不是病，疼起来要人命”，这句前半句不实、后半句不虚的俗语深刻反映出人们对于牙痛的恐惧，同时也充分体现了人们对牙病认知的不足。那么，这“要命”的牙疼到底是怎么回事呢?

大家都知道，牙齿是非常坚硬的，但牙齿内部却是空心的，里面充满了含有血管、神经、淋巴管的牙髓组织。牙髓为牙齿提供营养和代谢，钙、磷、碘等元素可通过牙髓进入牙本质。牙髓组织处于一个周围缺乏弹性的坚硬组织环境中，只能通过狭小的根尖孔与外界联系。所以一旦牙髓发炎、充血、肿胀，受周围坚硬的牙本质壁制约无法扩张缓冲，而细小的根尖孔也使炎症渗出物不易外流而堆积在髓腔内，造成髓腔内压力显著增高，直接压迫牙髓神经，引起强烈的自发性疼痛，夜间疼痛则更加剧烈，让人辗转反侧、坐卧不宁、痛苦万分。疼痛还会放散到同侧上下颌牙齿以及头面部，产生放射痛，医学上称之为牙髓炎。当炎症发展到牙齿根尖周组织时，不但会产生剧烈疼痛，还会引起局部软组织肿胀，甚至发热，医学上称之为根尖周炎。根尖周炎严重时会引起面部软组织严重感染，医学上称之为间隙感染，如治疗不及时，可能会造成危及生命的严重后果。

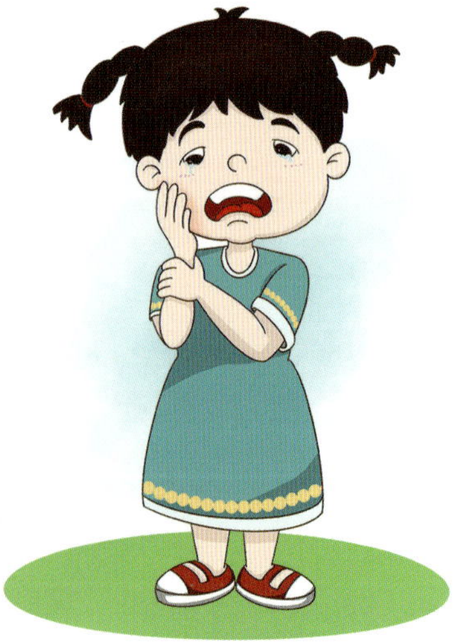

所以，牙疼，真的是非常严重的事情。在日常生活中一定要关注口腔健康，有病早治，防止病情进一步发展。

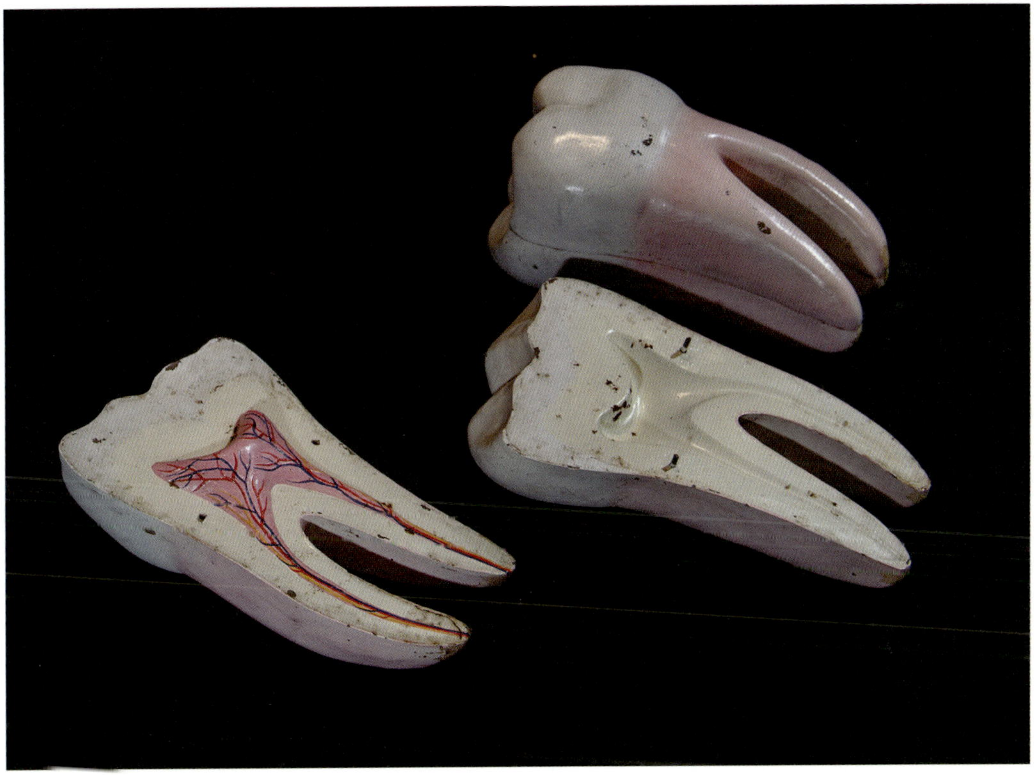

20 世纪中期木质牙齿教具，由坚硬的牙体组织所形成的髓腔中有红色牙髓，狭小的根尖孔是其与外界相连的唯一通道

6 牙髓炎与根尖周炎有啥区别

同样是牙齿的炎症，牙髓炎与根尖周炎究竟有什么区别呢？简单来说，牙髓炎是指发生在牙髓组织的炎症，而根尖周炎则是发生在牙齿根尖周围组织的炎症，一般由牙髓炎发展而致。它们是两种疾病，临床表现也不尽相同。

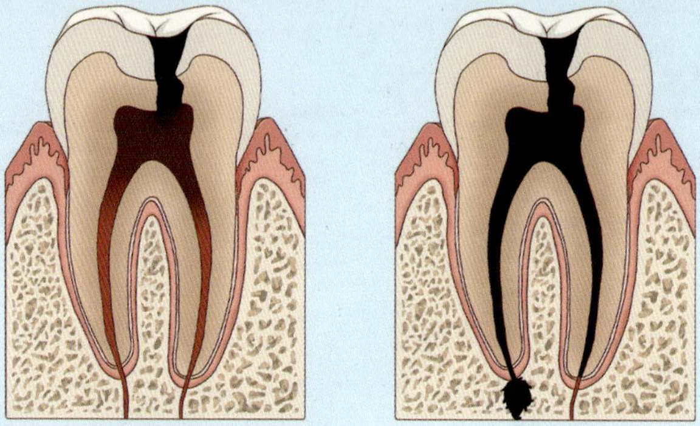

牙髓炎　　根尖周炎

牙髓炎和根尖周炎均有慢性和急性之分。

慢性牙髓炎会出现阵发性隐痛或每日定时出现疼痛；急性牙髓炎或者慢性牙髓炎急性发作期则表现为剧烈的自发痛、夜间痛、刺激痛，且患者对疼痛牙不能准确定位。

慢性根尖周炎病程长、发展慢，患者一般无明显自觉症状，有时咀嚼有不适感，或者有反复肿痛病史，常在拍牙片的时候发现；部分患者会形成牙龈瘘管或面部皮瘘，经久不愈，反复发作。急性根尖周炎时患牙有浮动感、伸长感，咀嚼时可有剧烈的咬合痛，有自发性持续跳痛，对冷热刺激无反应；患者对疼痛牙能准确定位，同时可能伴有发热、面部肿胀等，严重时可引起颌面部间隙感染，危及生命安全。

那么，有着坚硬外壳（牙釉质、牙本质）保护的牙髓为什么会发炎呢？其原因主要有以下几点。

1. 感染 感染是引起牙髓与根尖疾病的最常见原因，致病菌可以通过多种途径引起牙髓感染。例如严重的龋病或外伤造成牙体硬组织缺损以及牙齿隐裂时，细菌就很容易侵入并感染牙髓，引起牙髓急性或慢性炎症。此外，重度牙周病时，细菌还可由牙周袋通过根尖孔进入到髓腔引起逆行性牙髓炎。

2. 创伤 创伤会破坏根尖部的血管而影响牙髓组织的血液供应或者损伤根尖周围组织，从而导致牙髓炎症或坏死。

3. 其他原因 高血压、白血病、颌骨肿瘤等可通过不同的作用机制影响牙髓或根尖周围组织。

治疗牙髓炎和根尖周炎一般只要去除感染牙髓，炎症就会消退。具体治疗方法为根管治疗术，即通过机械和化学的方法彻底清除根管内的感染物，再用人工材料充填根管封闭根尖孔，使根管长期处于无菌状态，防止根尖周病变或促进已发生的病变愈合。经过根管治疗的牙齿因没有牙髓的血液供应会比较脆，在咬合力大的时候容易劈裂，因此需要做牙冠进行保护。由于根管内部结构比较复杂，根管治疗的操作也比较复杂，术后还可能会发生疼痛反应。所以，在日常生活中一定要关注口腔健康，有病早治，防止病情进一步发展。

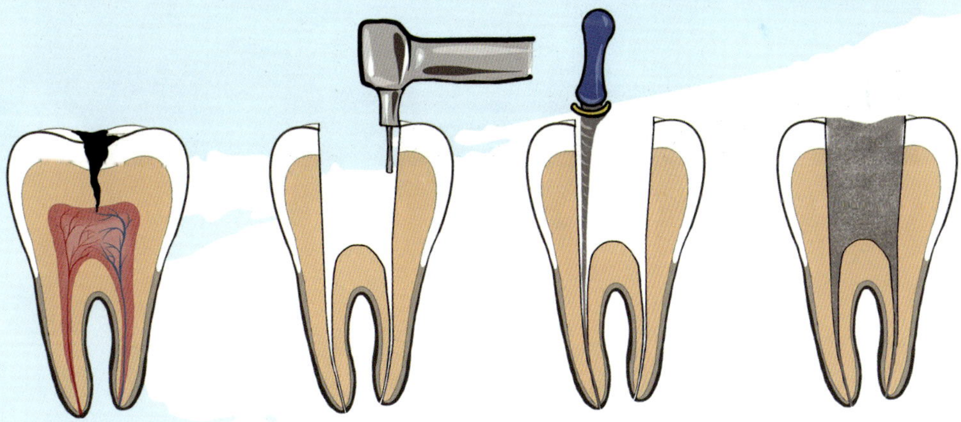

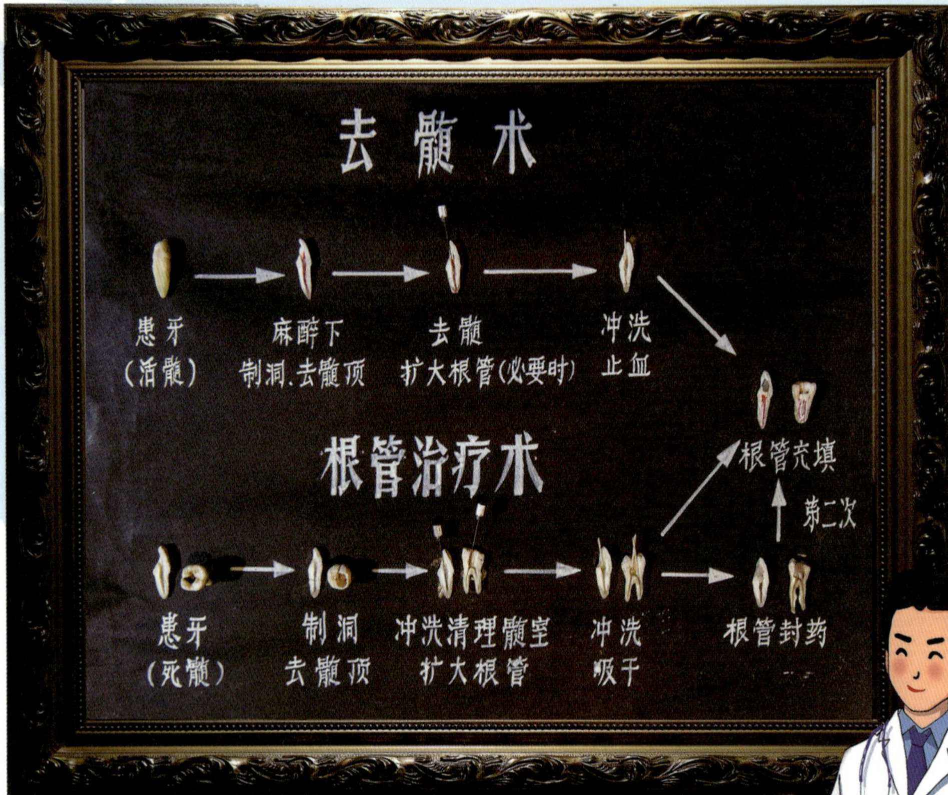

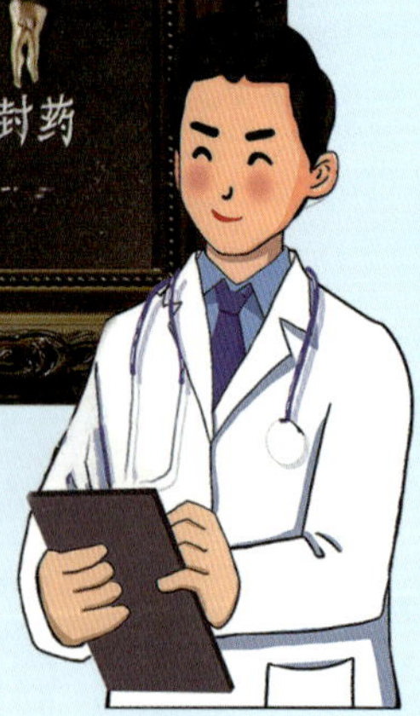

用离体牙制作的牙体治疗步骤教具

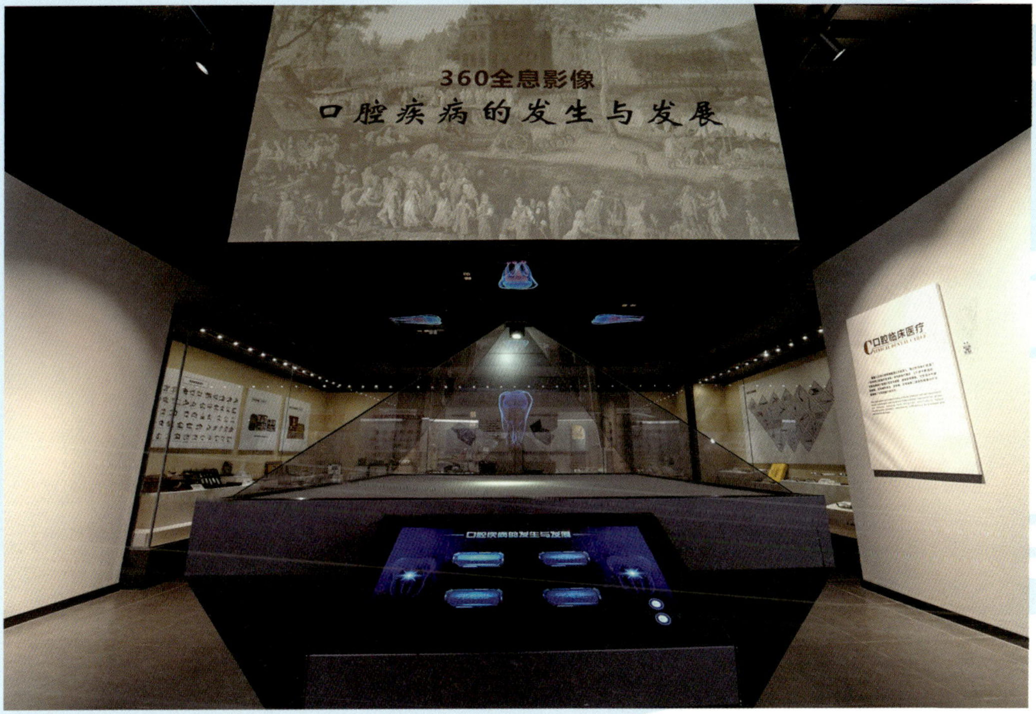

国际口腔医学博物馆中“1分钟看懂1个牙病”科普互动项目

用全息影像展示龋病、牙周病等口腔常见病发生与发展

7 摔掉的牙齿不要扔

我们每个牙齿都有一个“温暖的小窝”，医学上称之为牙槽窝。当牙齿遭遇外伤时，由于外力的作用，常常会使牙齿（包括牙根）脱离牙槽窝，医学上称之为牙脱位。生长发育阶段的儿童和青少年，常常因为活泼好动而导致牙齿受伤。而乳牙和刚刚长出来的年轻恒牙，牙槽骨较松软，牙根较短，外伤后牙脱位的情况比牙折更为常见。

牙脱位根据牙齿是否完全脱离牙槽窝而分为部分脱位和完全脱位。部分脱位时，医生会根据情况进行复位和固定，使患牙恢复功能和活力。那么，完全脱位的牙齿是否还有可能再复位？其实，完全脱位的牙齿只要采用合适的方法保存，就有可能像植树一样再“种”到原来的位置上，并且良好“生长”，这种治疗称离体牙再植术。

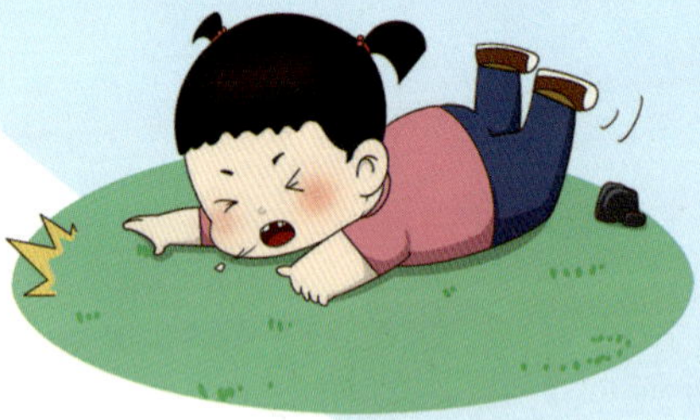

离体牙再植术，就是将已经脱落的完整离体牙经过处理后原位植入牙槽窝，并继续发挥正常功能。离体牙再植是否成功与离体牙脱位时间长短、污染程度密切相关。

那么，在就医之前应该如何做好对离体牙的保存处理呢？

首先，一定要迅速找到脱出的牙齿，并立即放入冷牛奶或者生理盐水中，如果条件不允许也可以直接将离体牙含在舌下保存，任何低渗环境和干燥环境都不利于离体牙的保存，所以不要用清水保存牙齿或直接用毛巾、卫生纸包裹牙齿，避免牙齿根面软组织和牙髓因脱水干燥而变性。其次，外伤后要及时就医。脱牙再植的黄金时间为伤后30分钟，尽可能在外伤发生2小时内就诊，牙齿离体时间越长，预后越差。

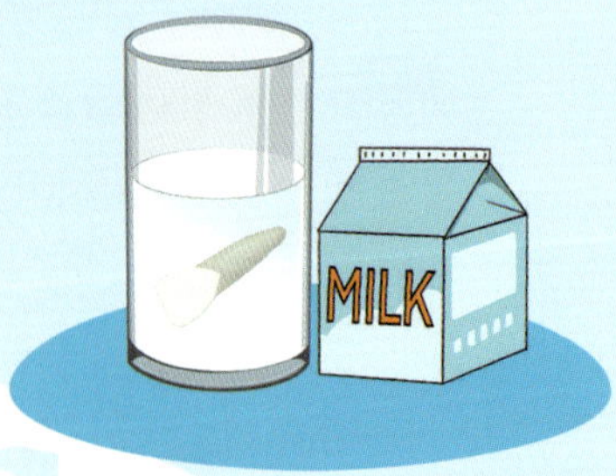

离体牙再植术一般针对的是恒牙。对于完全脱位的乳牙，一般不做再植治疗，是否需要再植需要医生谨慎选择。

脱位牙复位后，需要固定 6 ~ 8 周，期间需遵医嘱按时复诊，待牙齿长好后再遵医嘱进行后续治疗。

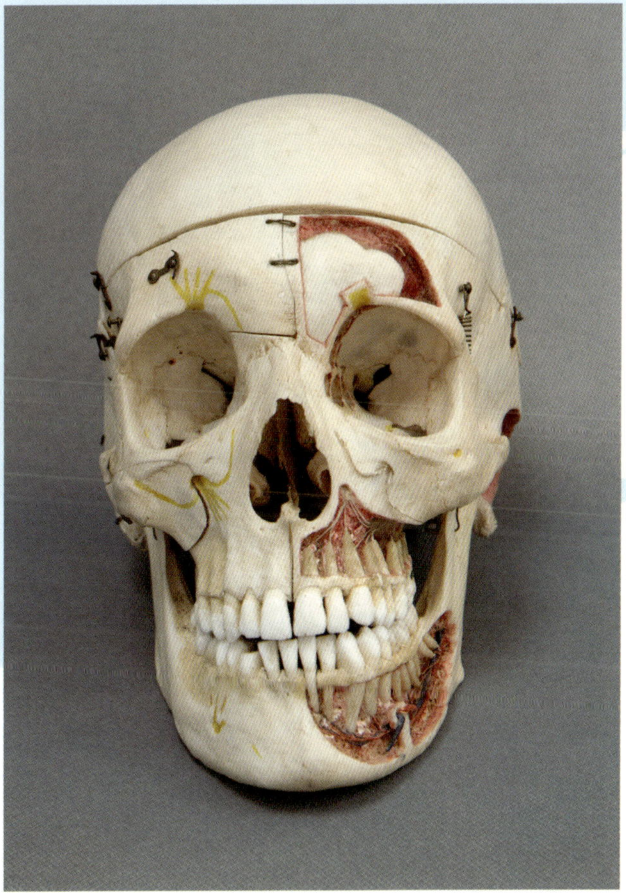

200 年前欧洲人牙齿解剖标本
可见牙根埋藏于颌骨中

8 折断的牙冠可再接

提起外伤，人们首先想到的就是躯干和四肢的跌打损伤，例如骨折等。其实，前牙受外伤的概率同样很大，也会发生“骨折”。那么，折断的牙冠还有保留价值吗？答案是肯定的，折断的牙也需要妥善保管带去医院，由医生视具体情况而决定治疗方法。

断牙再接，顾名思义就是将折断的自体牙通过粘接剂再接到牙齿上去，恢复牙齿的天然形态，其优点为可保持牙齿的天然色泽，且简单便捷，省去技工制作等步骤，达到迅速恢复牙齿的形态和功能的目的。需要注意的是，对于折断的牙片，要保护好折断面不被污染，如有泥土等可用生理盐水简单冲洗，切不可用手指或者卫生纸等揉搓、擦拭牙断面，以保证粘接效果。

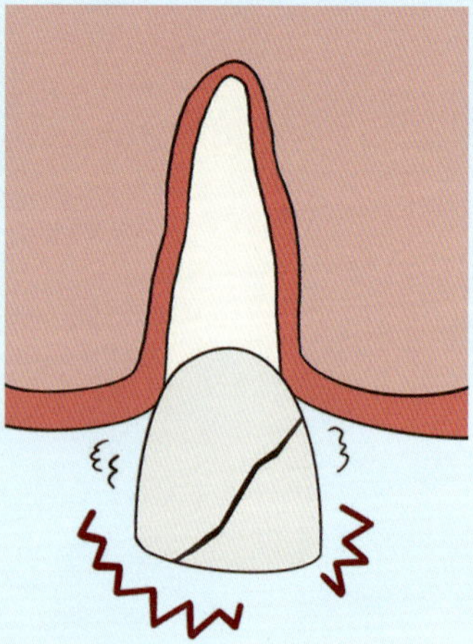

牙冠折断分为边缘切角折断、1/3 和 1/2 冠折、牙冠自牙颈部完全折断。对于切角折断，切角过小可不用再接，只需将断面打磨圆滑即可；而较大的切角，则需根据情况进行相应治疗后实施断牙再接术或牙齿贴面。对于 1/3 和 1/2 冠折以及完全折断者，也需根据牙髓暴露情况进行相应治疗后实施断牙再接术。

再接的牙齿要注意保护，不能咬过硬食物，特别不能啃咬甘蔗、苹果、排骨等，以免造成再接牙脱落。

部分家长认为乳牙迟早要换掉，碰伤断裂不用治疗，这是非常错误的观点。乳牙外伤后如不及时处理可能引发牙根病变，会影响恒牙胚的正常发育，造成恒牙发育不良甚至不能正常萌出；乳牙缺失同样会影响恒牙萌出以及咬合关系，所以，乳牙碰伤断裂要及时到医院进行治疗。

乳牙经过断牙再接后，随着儿童年龄的增长，待牙根发育完成后可考虑更换为其他方式和材料的修复，具体情况请遵医嘱。

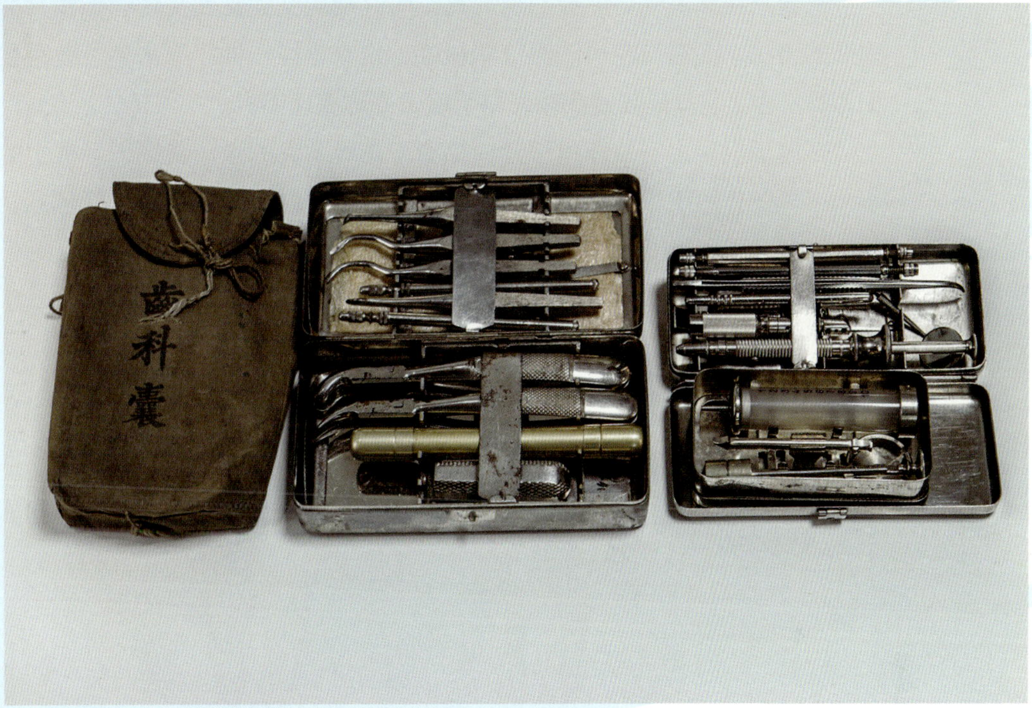

20 世纪 20 年代日本产齿科囊，含手动式牙钻、拔牙钳等牙科器械，方便携带使用

9 口腔中的“啄木鸟”

有着“森林医生”美称的啄木鸟，可以利用又尖又长又硬的喙凿开树木，消灭树里面的害虫。而在口腔科的医疗器械中，也有这样一种“啄木鸟”被医生用在去除龋损等操作中，它就是高速涡轮牙科手机，简称高速手机。

高速手机头上安装牙科车针，相当于是啄木鸟的喙。装载于手机上的车针能够在压缩空气的作用下高速旋转，通过它，医生就可以轻松地进行去除龋损、切割牙体组织、制备洞形和修整牙外形等操作。

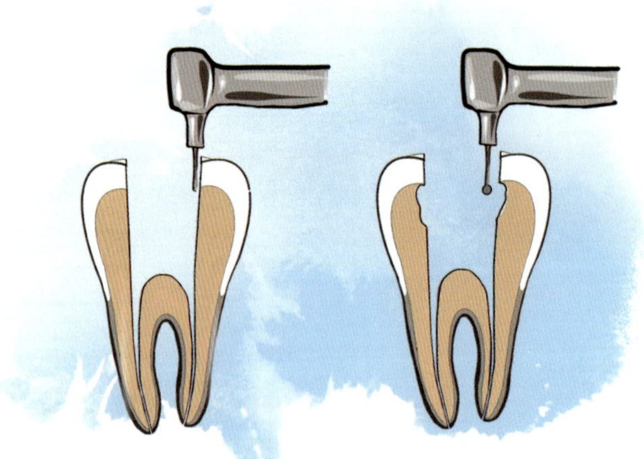

牙钻在高速旋转时会发出较为尖锐的声音，很多人怕看牙，大多缘于此。但我们如果知晓牙钻的钻速与治疗以及舒适度体验的关系，恐惧心理就会减少很多。牙钻的钻速低，切割力就弱，且震动幅度大，噪声也大，患者不适感强烈。最早的牙科电钻钻速仅为 4 千转 / 分钟左右，之后，其钻速逐步提高到 1 万转 / 分钟左右；随着科技的进步，20 世纪 50 年代出现了高速涡轮手机，牙钻的速度得以显著提高，达到 40 万转 / 分钟，给患者带来了前所未有的安全性与舒适度。

那么，牙齿治疗为什么要用牙钻呢？牙体组织非常坚硬，用普通器械无法完成治疗，而高速旋转的牙钻能将龋损的牙体组织去除干净，阻止病变发展，并防止继发龋的发生。同时，为了使补牙材料能和牙体组织贴合紧密，还需要制备一定的窝洞形态，这都需要使用高速牙钻才能做到精准切割。牙钻高速旋转产生的热能会刺激牙髓，因此钻牙时会有冷水喷雾降温。钻牙会产生疼痛感，通常需要麻药配合，良好的麻醉下钻牙完全无痛感，所以大家不必对钻牙声音、喷水、打麻药等心生恐惧。目前，也有化学、激光等去龋方法，但仍需牙钻的进一步配合，才能将使用化学、激光等方法没有去除干净的龋损组织彻底清除。

今后，当我们对医生手中高速旋转的牙钻感到恐惧时，不妨将它想象成一只可爱的啄木鸟，这样小巧玲珑的“牙齿医生”，又有什么可害怕的呢？

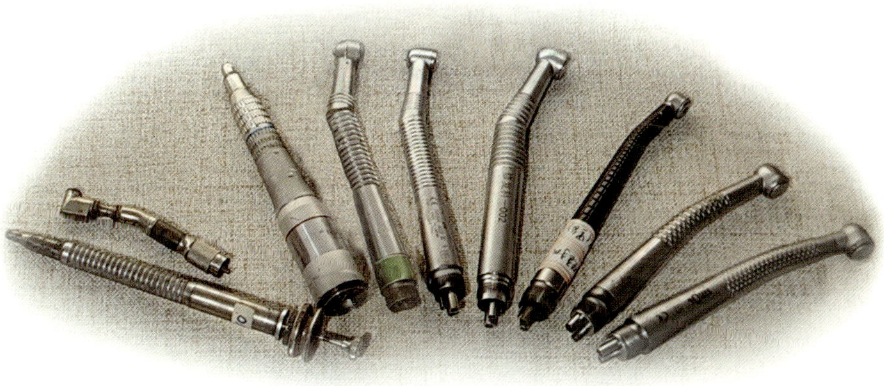

不同时期的牙科机头

10 补牙为什么要多次

很多人不愿意补牙，除了恐惧心理外，还有一个很重要的原因就是怕麻烦。补牙往往不能一次结束，需要两次以上的复诊才能完成治疗，给患者带来不便的同时，也让患者难以理解。

那么，补牙为什么要多次呢？

其实，不是所有的补牙都需要多次，要视具体病情而定。

牙齿“烂”得不深，即医生所说的浅龋、中龋时，补牙大都可以一次完成。当深龋时，由于龋坏接近牙髓腔，医生会行保存治疗术，有可能二次复诊。补牙后出现咬合疼痛等，也会增加就诊次数。

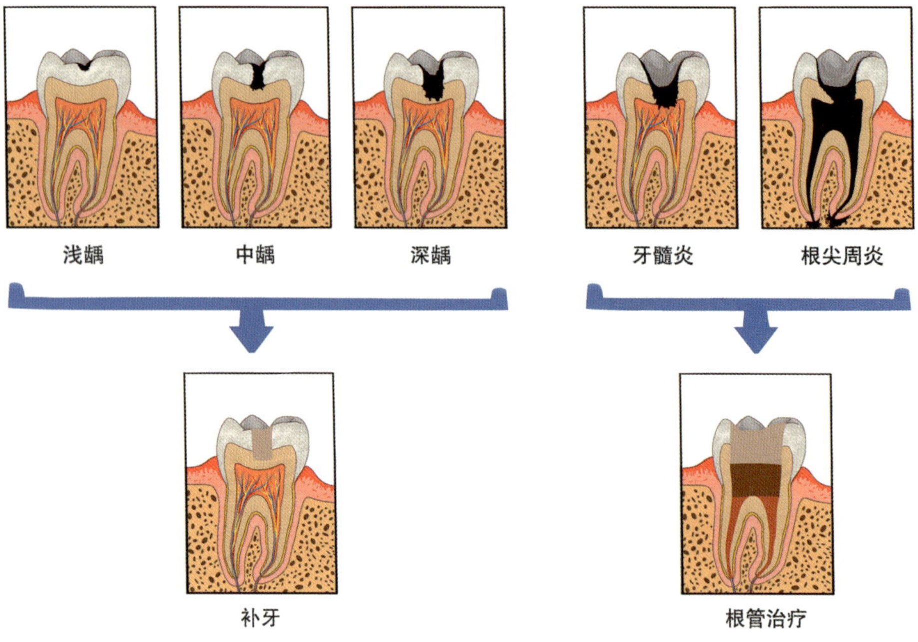

当龋病进一步发展，或者其他原因引起牙髓发炎时，由于牙髓炎症是不可逆的，不能靠打针吃药消除炎症，需要用药物使牙髓失去活力，一般需要 5 ~ 7 天的封药期，再进行下一步治疗。

当牙髓炎发展成为根尖周炎时，根据病情程度，根管一般有 3 ~ 5 天的开放期、5 ~ 7 天封药期，待根管消毒预备好后再进行补牙。所以根管治疗一般需要就诊 2 ~ 3 次。封药期间如果因疼痛而复诊，就诊次数就会增加。如果根尖周炎发展成根尖周囊肿等，复诊次数会进一步增多。

所以，补牙的次数不是由医生护士随意决定的，而是依据牙齿的患病程度而定。很多患者补牙要来医院多次，就是因为牙病初起时不重视或者怕疼怕麻烦，以至于病情发展严重，导致就诊次数增多。

也正因为如此，定期进行口腔检查，发现龋齿及时治疗，是减少补牙次数的关键。

那么，补牙后要注意什么呢？

补牙材料与天然牙的色泽和硬度近似，一般补好的牙齿均可正常使用，但还应注意以下几点。

（1）龋病治疗后。在去除龋损牙体组织时，钻磨过程可能对牙髓有一定的刺激，因此部分患者补牙后进食时会有短期轻微的局部不适感，这是正常现象。深龋治疗时，由于龋洞接近牙髓，治疗过程对牙髓的刺激大，术后反应也更大。一般会出现可以耐受的疼痛，多在 3 天左右会消失或减轻；如果疼痛加重或者出现自发痛，一定要及时去医院复诊。补牙后出现咬合痛，可能是补牙材料有高点，应及时复诊，以免造成咬合创伤。龋损面积过大，剩余牙体组织过少，补牙后还需要做牙冠保护。

（2）牙髓失活及根管治疗后。在封药期，有轻微疼痛是正常现象，如出现剧烈的疼痛，应及时复诊。补牙完成后，通常也会有轻微疼痛或者不适感，一般 1 周左右会消失或减轻。如出现剧烈疼痛或者疼痛持续加重，有可能是残髓炎等情况，应及时复诊。根管治疗后，牙齿因失去血液供应而变脆，容易折裂，因此需要做牙冠保护。

（3）活动假牙的基牙补牙后。基牙是为活动假牙提供支持、固位和稳定的牙齿，基牙补牙后，可试戴义齿，但暂时不要用该牙吃东西，以免支托处补牙材料折断，2 天后可以正常使用。

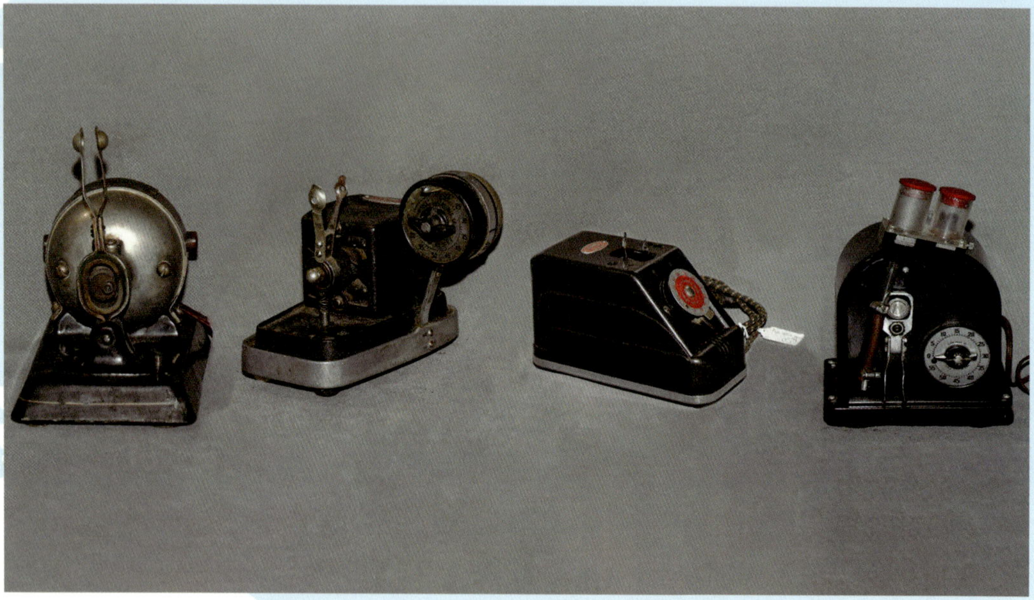

早期美国电动银汞调和机，用于调拌补牙用的银汞合金

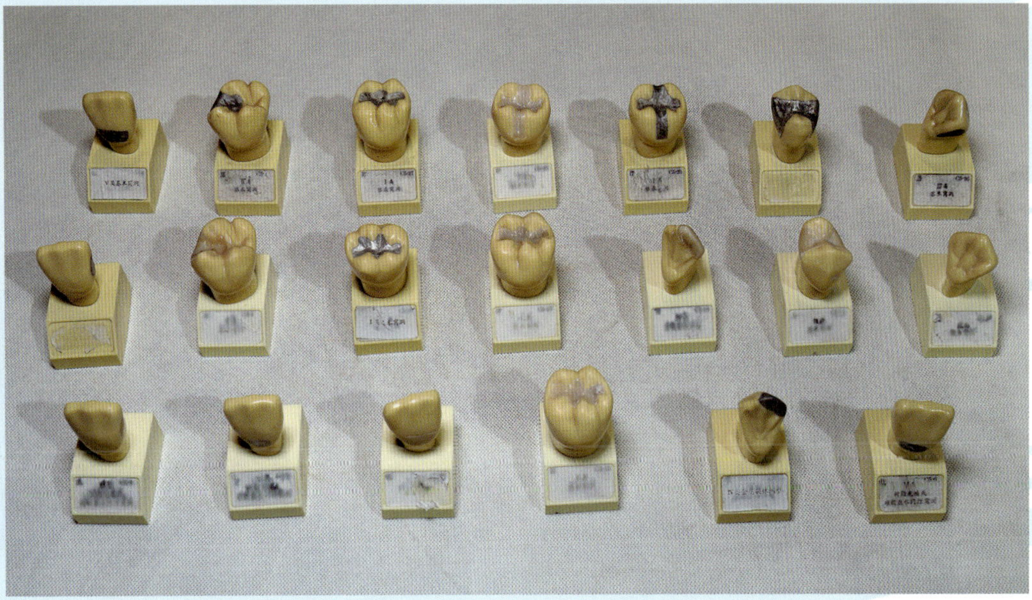

以银汞合金、树脂等材料充填牙齿不同窝洞的教学模型

11 根管治疗后牙齿为何还会疼

通常人们会认为，经过根管治疗的牙齿，牙神经已经去除，不会再疼了。实际上，有部分牙齿经过根管治疗后仍然会疼痛，而此时出现的疼痛患者往往心理上难以接受。

其实，造成术后疼痛的原因有很多。

首先是正常术后反应。在治疗过程中，器械和药物会对根尖周组织造成刺激，根管充填糊剂也会轻微溢出根尖，引发短暂炎性反应，出现轻微胀痛或咬合不适症状，通常持续 3 ~ 7 天，逐渐减轻。

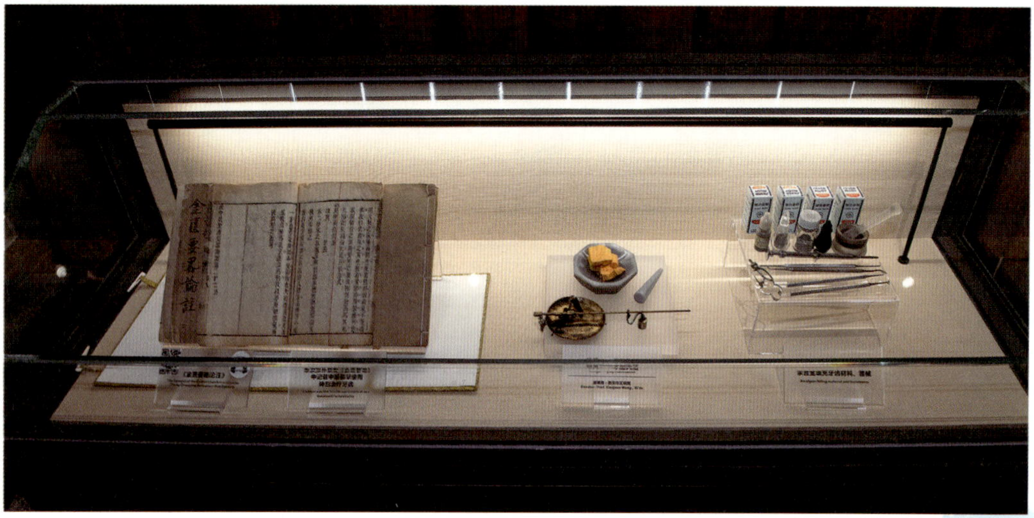

中国口腔医学发展史展柜，展品从左至右依次为《金匮要略》、雄黄（含砷）、银粉和汞。东汉张仲景著《金匮要略》中记载使用砷剂杀死牙神经，唐苏敬著《唐本草》首次记录银膏补牙，现在补牙一般使用与牙色接近的树脂材料

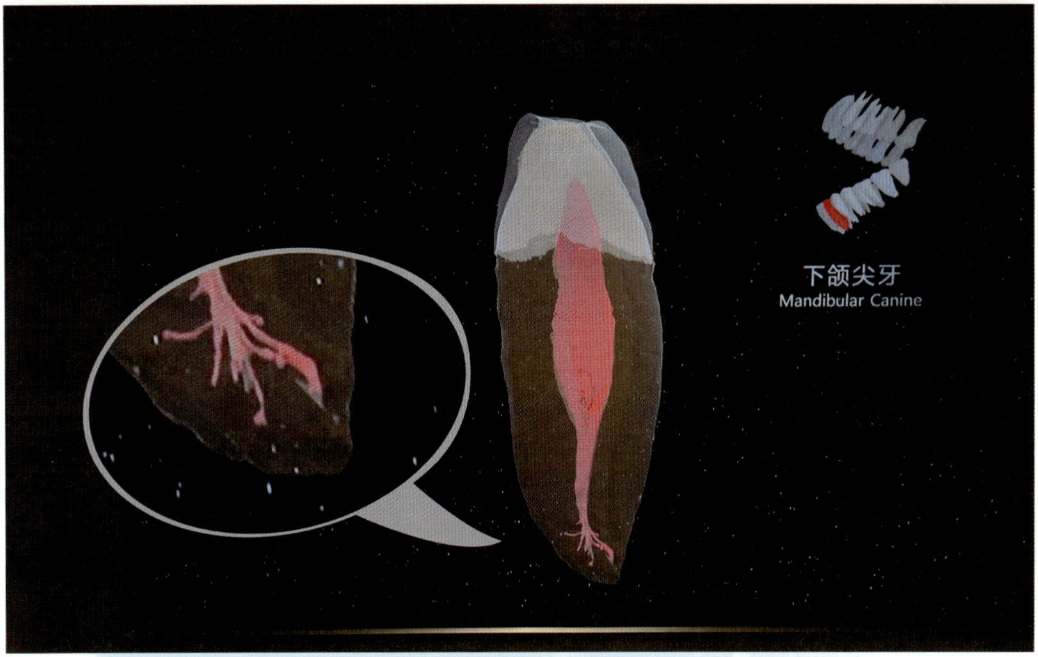

3D 视频——《神奇的根管世界》

可见髓腔根部有若干细小分支，根管治疗时器械很难到达

其次是根管清理不彻底。根管形态多样、结构复杂，特别是细小的侧支根管等，手术器械难以到达，很难将根管内感染组织清理干净，造成术后疼痛。

再次是根尖周炎复发、牙根纵裂或隐裂、咬合高点等其他原因导致的疼痛。

不论是何种原因造成的疼痛，只要疼痛持续性加重，都应及时就医，尽早处理。

12 牙齿为何会自动脱落

如果我们将牙齿比作一棵树的话，那么牙槽骨等牙齿周围支持组织就可以看作是牙齿的土壤。正常情况下，牙周组织起着支持与营养牙齿的作用，而当其发生病变时，会直接导致牙槽骨的吸收，牙齿不同程度地失去了营养与支持，相当于牙齿赖以生存的“土壤”发生流失，导致牙齿松动、移位，甚至自动脱落。

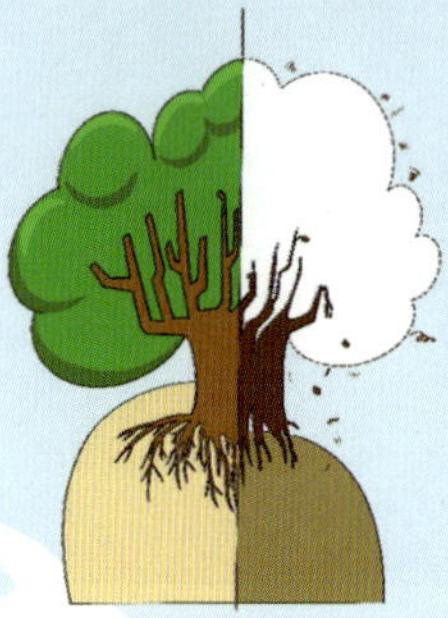

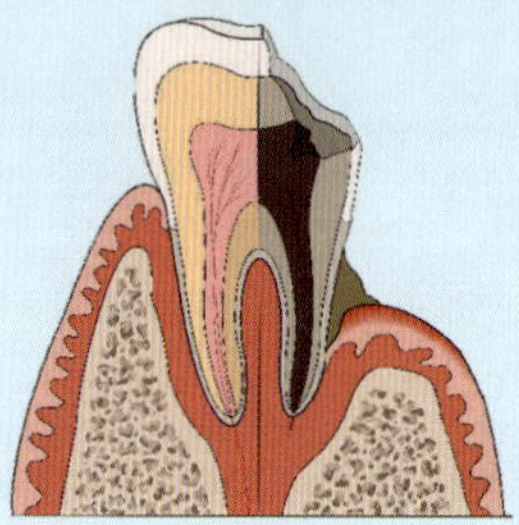

牙周病是中老年人的多发病，发病率高达 40% ~ 60%，常常是多个牙齿甚至全口牙齿同时患病。这也是中老年人失去牙齿的重要原因。

牙周病早期除了牙龈红肿及刷牙出血外无其他明显症状，因此容易被忽略。随着病程的进展，牙齿与牙龈间的龈沟逐渐加深，形成牙周袋，牙周袋内藏有食物残渣、细菌、炎性渗出物等，轻按牙龈的时候常常有脓液自牙周袋溢出，故有口臭。由于炎症向深层组织发展或排脓不畅，当机体抵抗力降低时，容易发生急性牙周脓肿，此时患者会有牙齿疼痛、松动，局部淋巴结肿胀以及全身发热、头痛等症状。

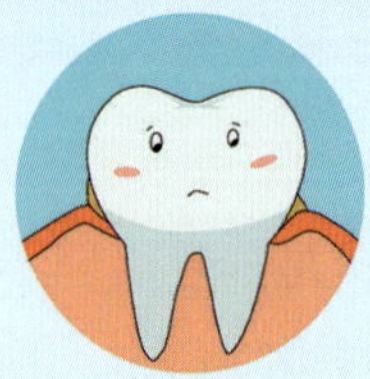

1. 牙龈炎

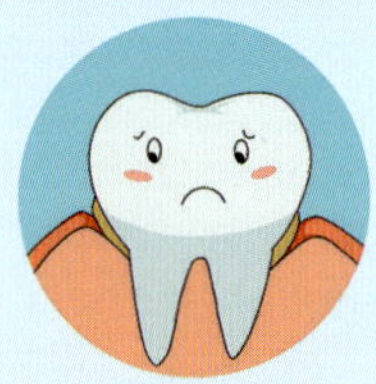

2. 早期牙周炎

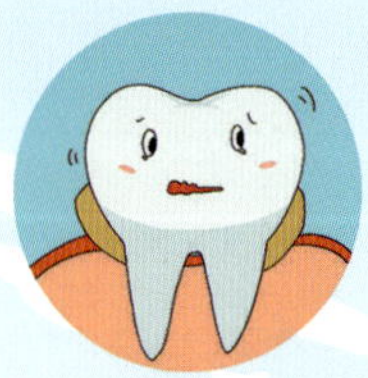

3. 中期牙周炎

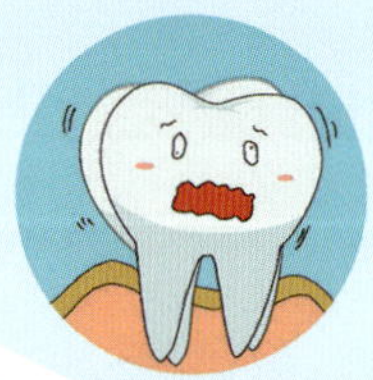

4. 晚期牙周炎

当炎症进一步发展扩散到深部组织，则发生牙槽骨吸收，失去骨支持的牙齿在咀嚼时酸痛无力，暴露的牙根也越来越多，看起来牙齿变长了，出现牙龈萎缩、牙缝变大。当牙根暴露到 1/2 时，牙齿就会发生松动、倾斜、移位，前牙还会出现“扇形”漂移，甚至出现牙齿自行脱落。

牙周炎还会造成逆行性感染，引发牙髓疾病。

实际上，牙周炎的危害远不止这些，它还与许多高发的全身性疾病有着密切联系，例如心脑血管疾病、糖尿病、消化道疾病等，这些全身性疾病会引发牙周炎，而牙周炎又会加重全身性疾病。

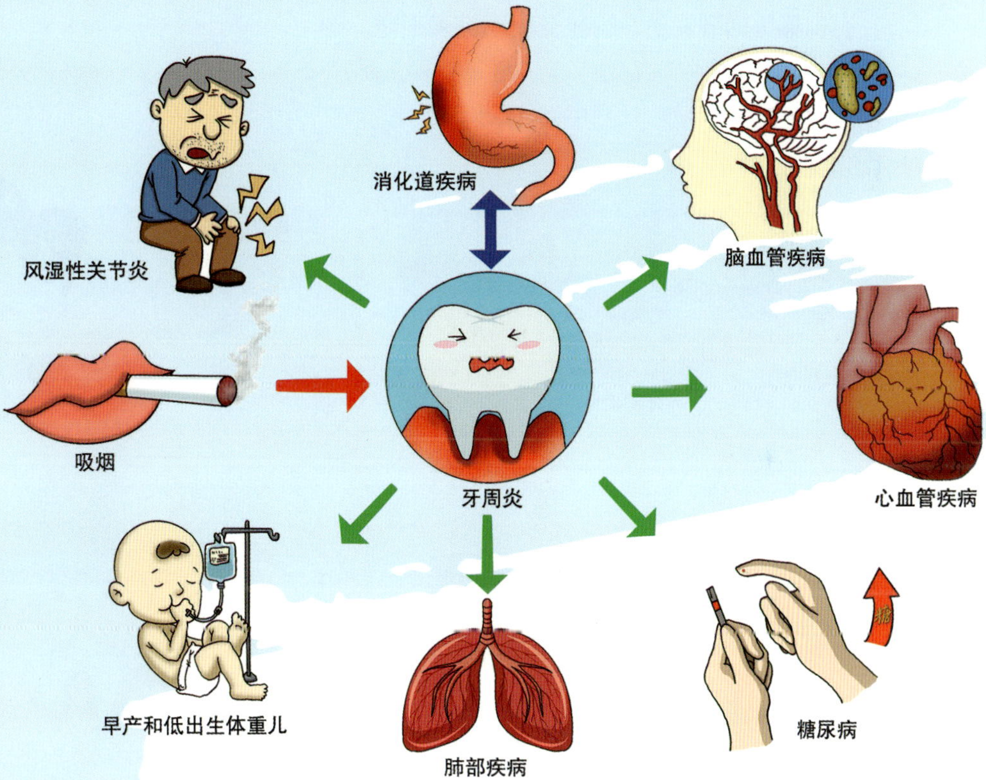

13 为什么刷牙会出血

生活中，经常有人会在咬完苹果后发现血迹，或者刷牙时也会有出血现象，常常令人惊恐。这是怎么回事呢？其实，这种现象就是牙龈出血，是一种常见的牙周疾病，轻者在刷牙、咀嚼食物、吮吸时出血，重者在静止状态下也会渗血不止。轻度牙龈出血对健康人影响不是很大，但对于体弱者却是造成贫血的一个原因。此外，牙龈出血同时会有口臭等问题发生，给社交活动带来不便。

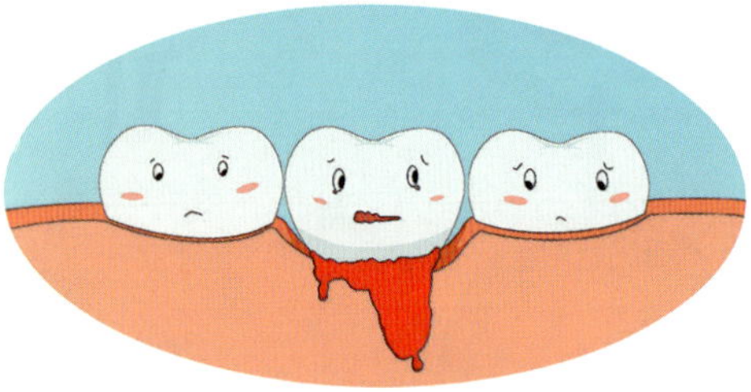

牙龈出血

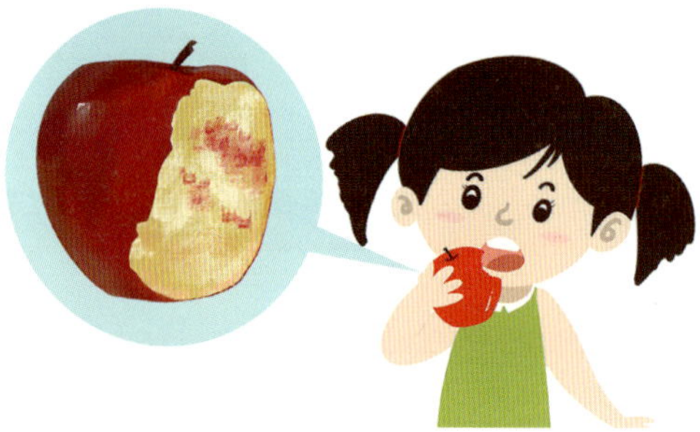

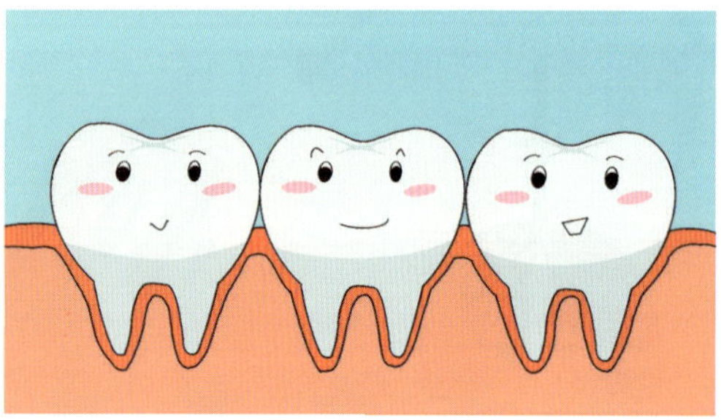

健康的牙龈

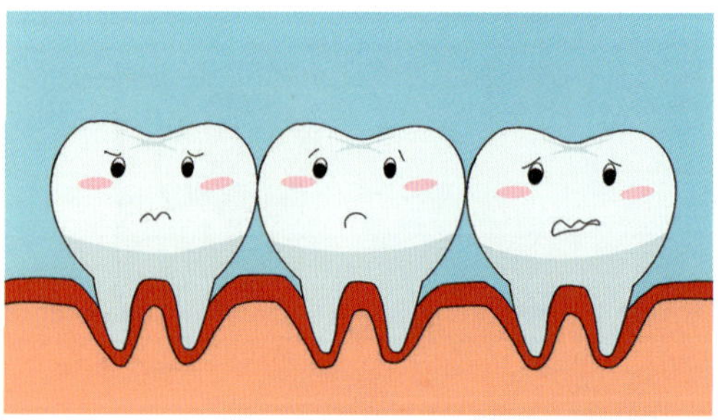

有炎症的牙龈

牙龈出血的原因一般有全身和局部两种。

全身因素有维生素C缺乏、血液病以及肝硬化、严重贫血等，但这些全身因素引起的牙龈出血毕竟是少数，大多数的牙龈出血都是由牙龈炎症和炎性增生、牙周病等局部因素引起。

1. 牙龈炎和牙龈增生 牙龈炎是发生在牙龈的炎症，一般由牙结石、牙垢、食物嵌塞以及不良修复体等长期刺激所致。牙龈发生炎症，龈缘及龈乳头因充血、增生，变得十分脆弱，如果受到挤压触碰，比如刷牙或者吃苹果时，就容易出血。

几乎每个人在人生的某个时期都会发生程度和范围不等的牙龈炎症。特别是在青春期和妊娠期时，由于内分泌的改变，更容易发生牙龈炎或者使原有的慢性牙龈炎加重。

2. 牙周病 牙周病是发生在牙齿周围组织的感染性疾病。牙周病早期无明显自觉症状，仅有牙龈红肿和刷牙出血。随着病程的进展，牙周袋形成，牙齿出现松动。

那么应该如何治疗牙龈出血呢？首先要去除病因。全身因素引起的牙龈出血需要针对病因进行治疗，辅以局部治疗。慢性牙龈炎及牙周病引起的牙龈出血，可通过洁牙有效清除牙菌斑、牙结石，去除不良修复体等局部刺激牙龈的因素，必要时辅以局部药物治疗。如果患者牙龈增生明显，可以进行牙龈成形术帮助患者恢复牙龈的正常外形。预防牙龈出血最好的方法就是保持良好的口腔卫生习惯，饭后漱口，认真刷牙，定期洁牙。

由于轻度的牙龈出血不会给生活带来太大的困扰，所以人们非常容易忽视这个由牙龈发出来的求救信号，以至于延误治疗时机，引起严重的局部以及全身疾病。因此，一旦发现刷牙或咬苹果出血，一定要及时就医，及时治疗。

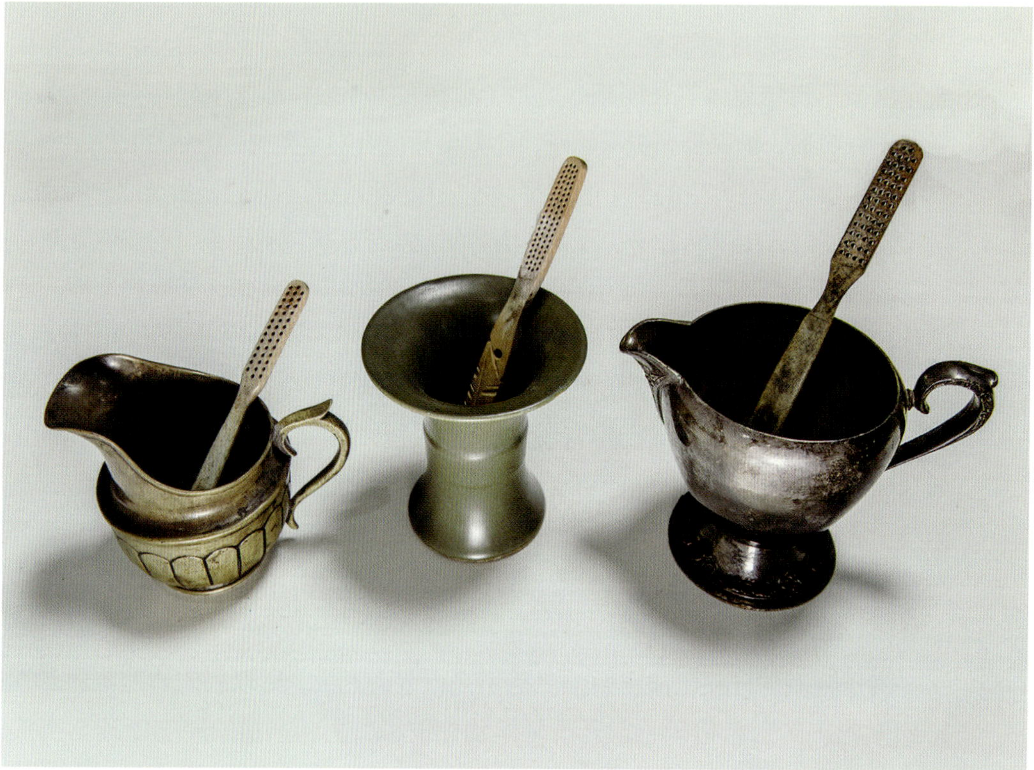

民国铜鎏金刷牙杯　　清代茶叶釉瓷刷牙杯　　民国鎏银刷牙杯

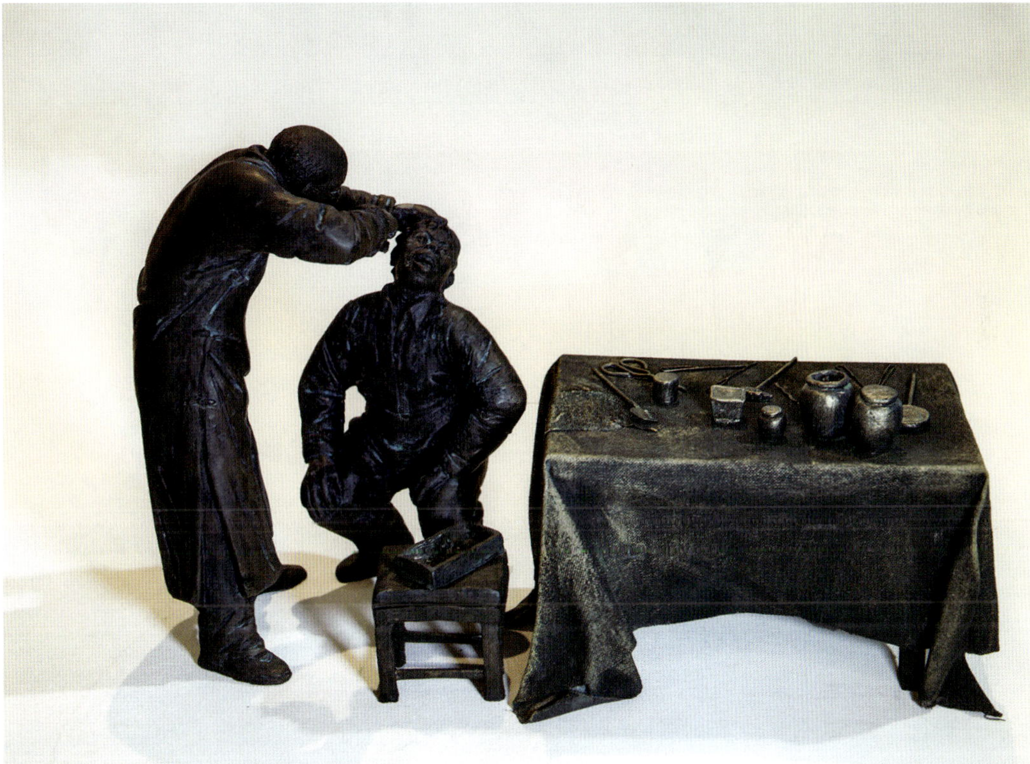

20 世纪初中国街头牙医工作场景雕塑

14 “变长”的牙齿

正常的牙齿一般在牙根完全形成后就不会再生长了，但是生活中却经常会有人发现自己的牙齿“变长”了，这是怎么回事呢？其实这并不是牙齿自己生长了，而是覆盖在牙齿周围的牙周组织萎缩了，使原本不该暴露的牙根露了出来，因此牙齿看上去变长了。

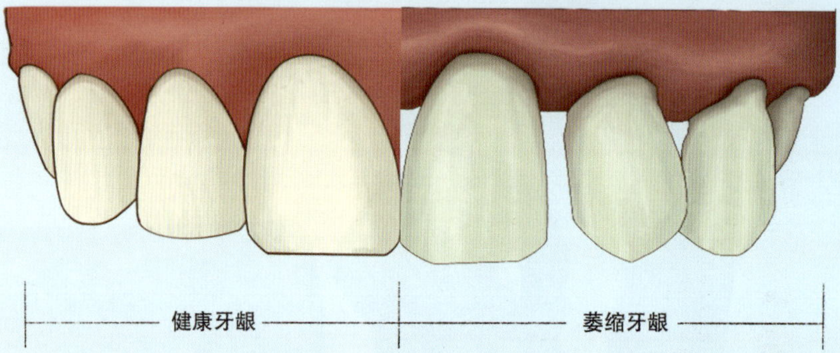

牙龈萎缩主要包括生理性萎缩和病理性萎缩。生理性萎缩是指牙龈随着年龄的增长而发生的萎缩，一般不需要治疗。病理性萎缩多由横向刷牙、单侧咀嚼以及牙结石等因素导致的牙龈炎、牙周炎所引起，进而造成一系列的牙周萎缩。

那么牙周萎缩会带来哪些危害呢？除了影响面容的美观外，牙周萎缩还会使牙根暴露，更易因外界的刺激而产生不适感，严重时还可能造成牙髓疾病。此外，由于牙根较窄，两牙之间的缝隙没有牙龈的覆盖会更易嵌塞食物，加重牙龈炎症，形成恶性循环。同时，由于牙槽骨的吸收，牙根受力会更大，时间久后就会引起牙周组织损伤，导致牙齿松动。

一般来讲，牙周的萎缩是不可逆的，治疗只能遏止牙周萎缩的进程。如果牙周萎缩较为严重，可以选择牙周组织再生术来对牙周组织缺损进行修复。其原理简单来讲就是在牙龈下方填充人工骨材料、加高牙槽骨高度，让牙龈重新沿着填充物生长。

与绝大多数口腔疾病一样，牙周萎缩除了针对病因治疗外，重点也应该放在预防上：①定期进行口腔保健。每 6 ~ 12 个月进行一次洁牙，是预防牙龈萎缩的有效措施。②掌握正确的刷牙方法，结合牙线等工具清理牙刷难以清洁的地方，保持口腔卫生。③纠正单侧咀嚼的不良习惯，同时，要去正规的诊所和医院镶牙，避免产生不良修复体。

如果发现牙齿“变长”，一定要及时就医，及时遏止。

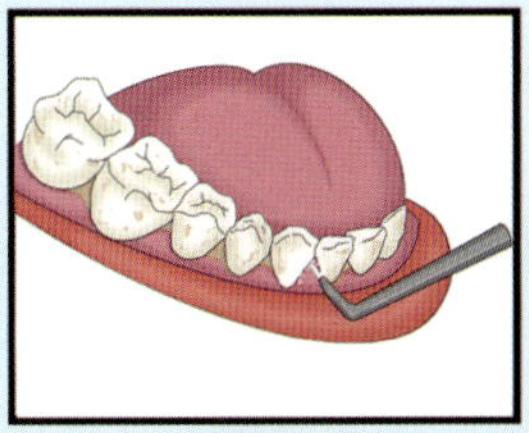

定期洁牙

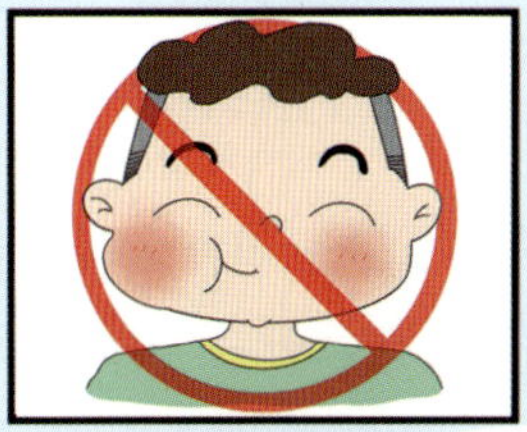

不要偏侧咀嚼

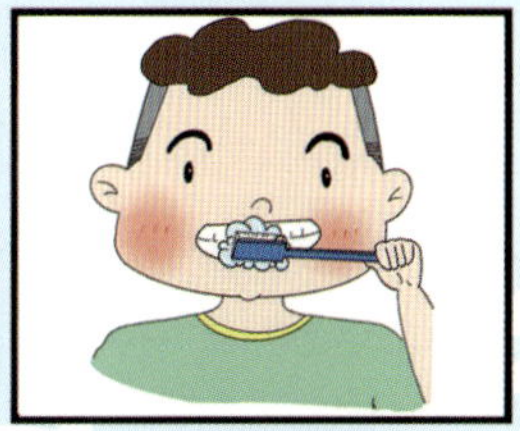

正确刷牙

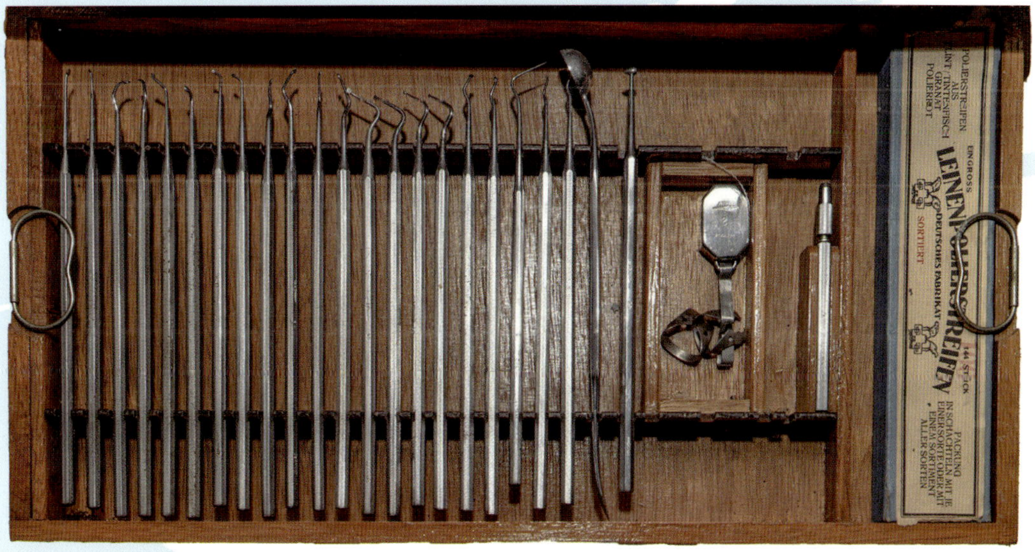

20 世纪 30 年代德国产牙科器械，用于牙周检查等

15 牙周为什么会发炎

牙周炎是由致病菌引起的慢性感染性疾病，会导致了牙周组织的炎症和破坏。

牙周炎的发生有全身因素和局部因素。

全身因素一般为糖尿病、维生素 C 缺乏症、甲状腺功能亢进等全身性疾病影响牙周组织的抵抗力与修复功能，使牙周组织更容易被破坏。

局部因素有以下几点。

1. 细菌　口腔常驻细菌有 700 余种，其中不少为致病菌。这些细菌长期存在于龈沟和牙龈上，一旦环境适宜，就会引发炎症。

2. 牙垢与牙结石　口腔卫生较差时，食物残渣、脱落上皮、细菌等沉积在牙齿表面特别是牙颈部，形成软垢，唾液中的钙盐长期沉积其上，形成坚硬的牙结石，刺激牙龈边缘，导致牙龈充血、破溃。

3. 不良修复体　补牙材料未完全贴合牙面形成的悬突，牙冠边缘不光滑、颈部延伸过长，义齿的卡环过低或者基托边缘不合适等，均可刺激牙龈发生炎症。

4. 牙齿负担过重　牙齿所承担的咬合力大于生理承受力时，就会引起牙周组织损伤。牙列拥挤也可使牙齿受力不均匀，导致个别牙齿受力过重。正常情况下，牙根被牙槽骨包围，牙齿所受的力量被均匀分散到牙槽骨上，不会造成牙槽骨的损伤。当牙槽骨承受的力量过大或者不均匀时，则会发生吸收，导致牙齿松动甚至脱落。

菌斑、牙结石、不良修复体等局部因素以及全身性疾病等因素造成牙龈炎症，当炎症扩散到深部组织——牙槽骨、牙周膜和牙骨质时，就成为牙周炎。

牙周炎初期症状不典型，往往只是牙龈出血，容易被忽视，加之很多患者对牙周病不了解，常在急性牙周脓肿发生时才选择就诊，并且在消肿止痛后就会停止后续治疗，最终造成难以挽回的后果。

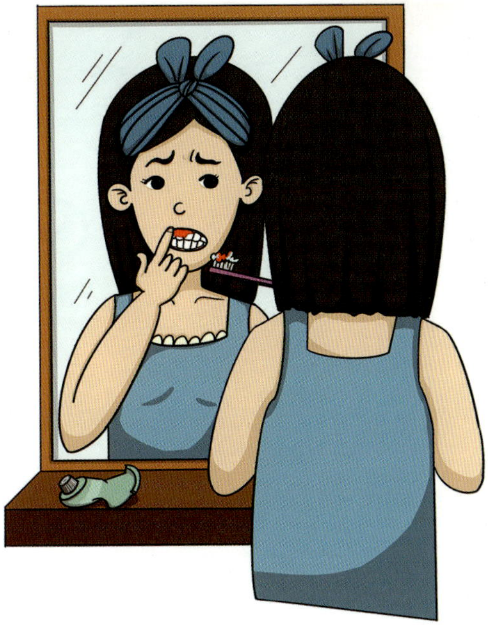

牙周炎一旦确诊，就预示着一系列漫长而烦琐的治疗。除了基础的洁牙和保持口腔卫生外，还需要更专业的龈下刮治、深牙周袋的处理和松牙固定术等手术操作，有时还需配合牙体治疗。同时还需要积极治疗与牙周炎有关的全身性疾病，增强机体抵抗力，对于防止牙周病的发生和发展具有重要意义。

相比治疗，预防是一种更为简单且有效的方式。预防牙周炎就要做到长期有效地控制牙菌斑，保持良好的口腔卫生。除了早晚正确刷牙，每半年或一年进行一次全口洁牙是非常重要的辅助手段。如果发现有牙周炎的症状应及时就医，防止引发更严重的口腔疾病或其他全身性疾病。

值得注意的是，吸烟是牙周炎尤其是重度牙周炎的高危因素，治疗效果也较非吸烟人群差，所以，无论从牙周病的预防还是治疗角度，都应戒烟。

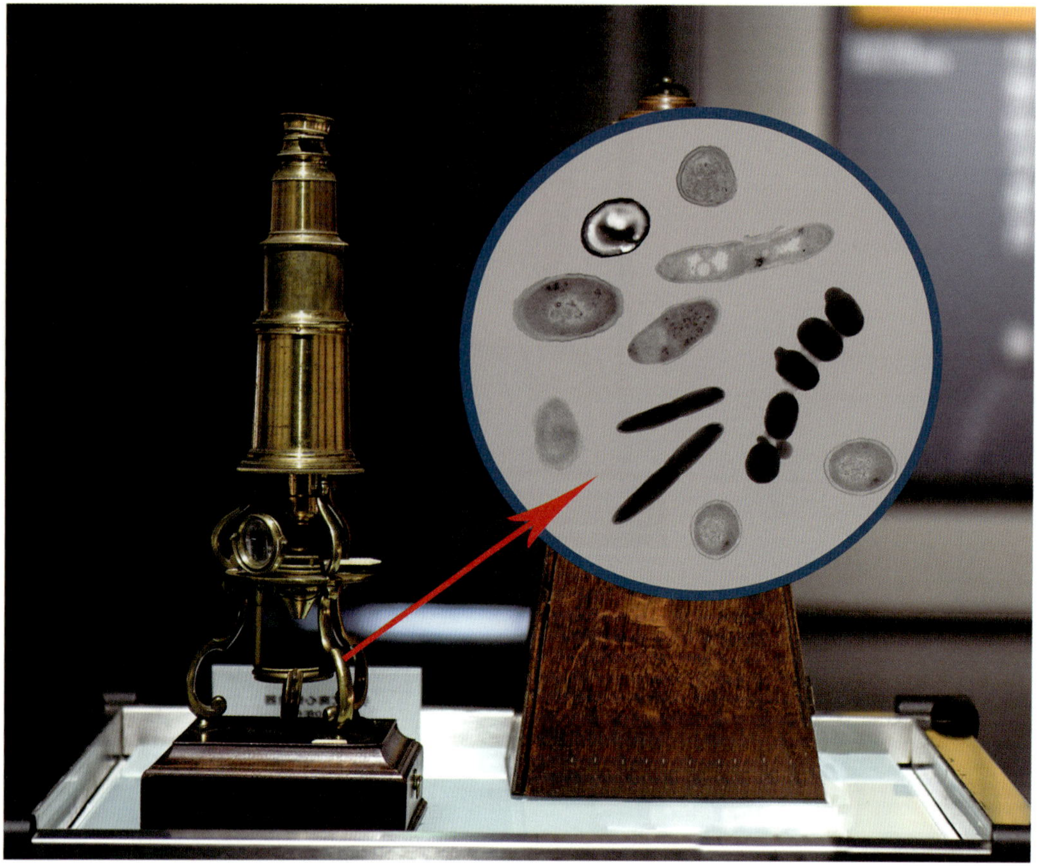

18 世纪荷兰产显微镜

荷兰列文虎克首次用显微镜观察并描述了微生物（箭头示细菌）

16 不受欢迎的“口气”

提起口臭，相信大家都不陌生。口臭就是说话时口腔散发出难闻的气味，令人十分尴尬。生活中有不少人被口臭长期地困扰着，变得自卑甚至是社交恐惧。

那么，口臭是如何造成的呢？

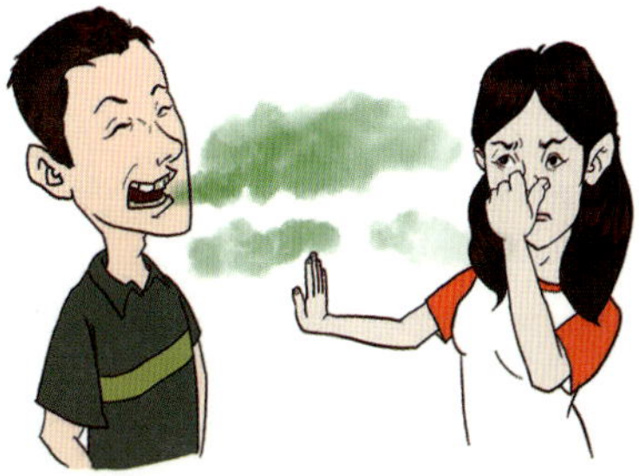

1. 口腔不卫生 不刷牙漱口或刷牙不认真，活动义齿清洁不良，造成食物残渣长期积存，在细菌的作用下腐败发酵，产生挥发性硫化物、吲哚和氨类等气体，散发出难闻的气味；而牙列拥挤、有不良修复体时，常规刷牙漱口不易清除食物残渣和菌斑，为细菌的附着提供了条件。

2. 牙周疾病 患牙龈炎、牙周炎时，牙龈肿胀出血、牙周袋溢脓等均会产生不良气味，发生口臭。

3. 全身性疾病 全身性疾病如急慢性胃炎、幽门梗阻、糖尿病酮症酸中毒以及肺脓肿等都会经消化道或者呼吸道排出臭味，产生口臭。口腔邻近组织疾病如化脓性扁桃体炎、慢性上颌窦炎、萎缩性鼻炎等，可产生脓性分泌物而发出臭味。

那发现口臭应该怎么治疗呢？

首先要针对病因积极治疗，病因消除了，口臭自然也就消失了；其次，要做到饭后漱口，认真刷牙，刷牙时可轻刷舌面，能减少食物残渣和细菌的残留；最后，要养成良好的口腔卫生习惯，定期洁牙，不抽烟，增强口腔抵御细菌的能力。

此外，一些食物也可以预防口臭，例如水果和蔬菜富含维生素C，有助于减少口腔内的菌斑。而茶叶中的茶多酚也可以帮助消除含硫化合物，清除口腔细菌。另外，酸奶中的活性益生菌可以抑制口腔中“坏”细菌的生长，从而预防口臭。

总之，口臭虽然给日常的社交活动带来很大的困扰，但只要针对病因积极治疗，口臭是可以消除的。所以一旦发现口臭，及时就医才是上策。

刷牙刷干净了吗？

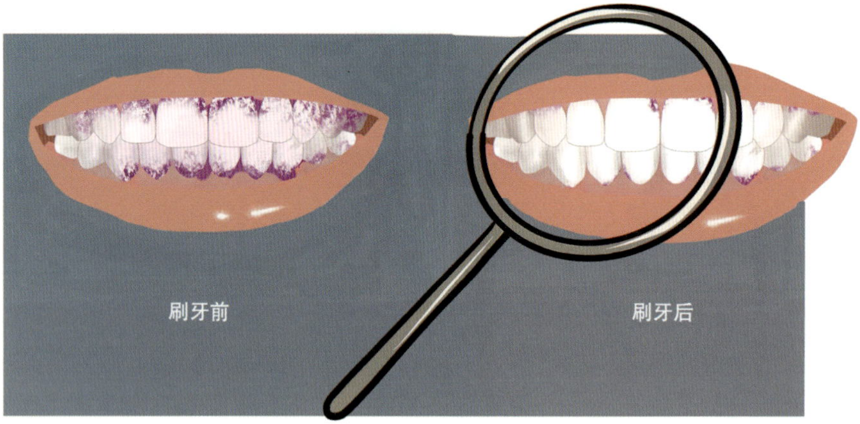

紫色为人工染色的牙菌斑

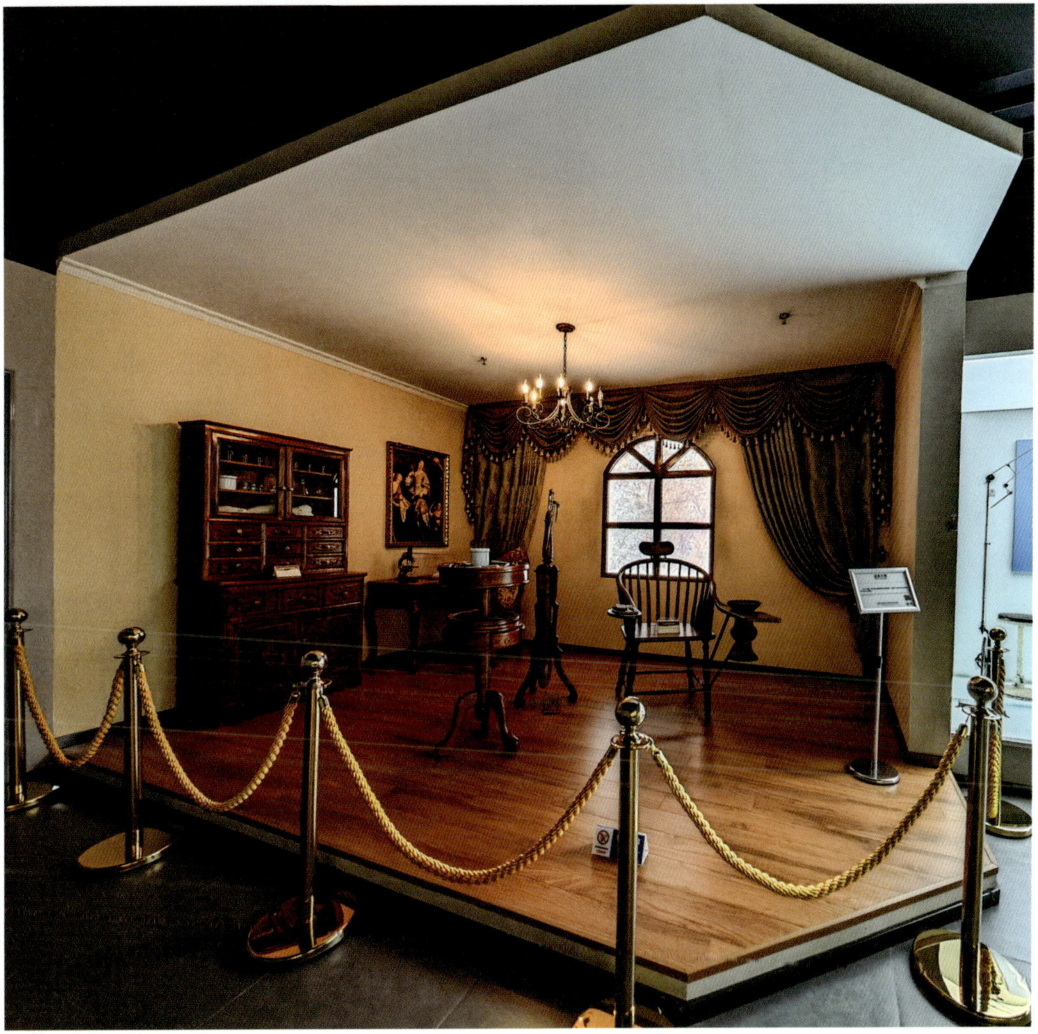

国际口腔医学博物馆中 18 世纪法国牙医诊室展区

17

定期给牙齿洗个澡

洗澡是人们保持身体洁净的方式，那么当牙齿堆积了牙结石等“脏东西”，无法依靠日常刷牙彻底清除时，又应该怎样给牙齿洗个澡呢？洁牙就是能将牙齿“洗”得干干净净的方式，俗称洗牙，即使用器械去除牙齿上的结石、菌斑、色素等附着物。

可能有人认为，牙齿上的附着物没啥影响，没必要花时间花钱去医院洁牙。殊不知，牙齿的主要疾病——龋病和牙周病都与这些附着物有着密切的关联。

牙结石是由附着在牙齿表面的菌斑、软垢等钙化而成，因坚固如石而得名，靠普通的刷牙无法有效去除。长此以往，在牙结石的机械刺激和其中的细菌代谢产物的长期作用下，会引起牙龈炎、牙周炎，出现牙龈出血、口臭、牙齿松动甚至脱落等症状。而洁牙可以有效清除牙齿上的结石、菌斑，对口腔健康非常重要。

很多人对洁牙有一个很大的误区，认为洁牙会损伤牙齿。其实洁牙并不是用钻子磨除牙齿表面的异物，而是通过超声波的高频振荡，使牙面上的结石脱落，并结合手工器械的搔刮，使牙齿的每个细微处得到彻底有效清洁。

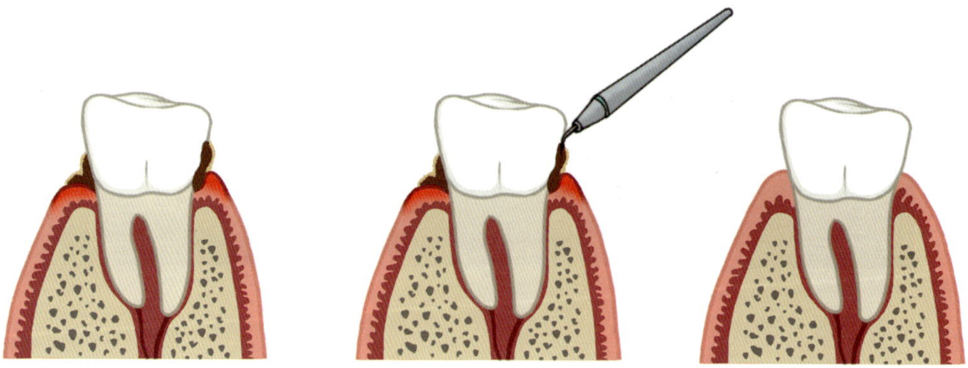

洁牙前，牙龈上下结石、菌斑堆积　　洁牙中，用牙周器械去除结石　　洁牙后，牙龈炎症得到控制

在洁牙后，患者会对以下问题存疑，但这并不是洁牙造成的危害。

1. 牙龈出血 牙龈出血是因为牙龈本身就处于炎症状态，遇到刺激容易出血。而导致牙龈炎症的正是牙石、菌斑，也是我们洁牙所要清除的目标。洁牙之后要正确刷牙、维护口腔卫生，待炎症消除后，牙龈出血症状改善。

2. 牙齿酸痛 如果牙石过厚、牙龈萎缩，去除附着在牙颈部的牙石后，暴露的牙根面对外界刺激敏感，吸冷气、进食等会有酸痛感。可以用脱敏牙膏等办法来缓解症状。

3. 牙齿松动 牙齿松动并非洁牙造成，而是原本有问题的牙齿因失去牙结石的固定而松动。如果不去除牙结石，会进一步加重牙周炎，导致牙齿丧失。

4. 牙缝变大 牙缝变大并不是洁牙碰掉了牙体组织，而是去除了牙缝里的牙石，而牙石的长久存在会让牙缝越来越大。

需要注意的是，洁牙虽好，但也有禁忌证。

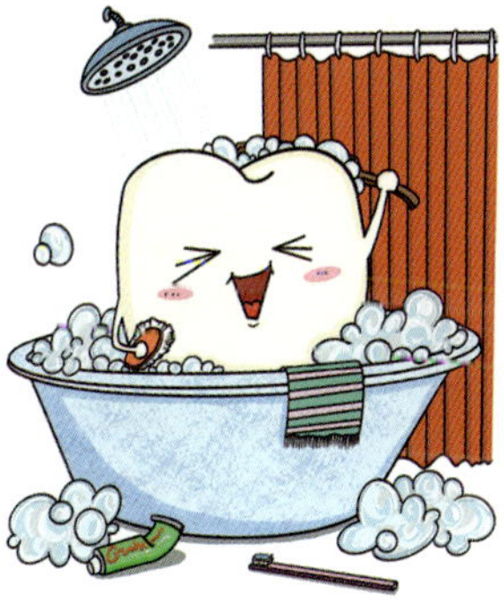

1. 使用心脏起搏器的患者禁止进行超声洁牙，避免起搏器被超声干扰而引起心律失常等症状。

2. 牙龈部位存在恶性肿瘤的患者，不宜接受常规洁牙，以避免肿瘤扩散。

3. 患有各种出血性疾病的人，如血小板减少症、白血病等患者洁牙前应在专科医生指导下确定洗牙时机。

4. 某些急性传染病的患者，如急性肝炎活动期患者、结核病患者等，也应等疾病稳定后，才可进行洁牙，并在洁牙前向医生说明传染病史。

5. 怀孕期间，安全的牙周治疗时机在孕中期，并且一定要遵医嘱进行相应的治疗，最好是在怀孕前进行洁牙等治疗。

6. 有活动性心绞痛、半年内发作过心肌梗死、高血压未能有效控制和心力衰竭等的患者不宜接受常规洁牙治疗。

7. 口腔局部软硬组织炎症处于急性期的患者（急性坏死性牙龈炎除外）应该待急性期过后再洗牙，以避免炎症沿血液播散。

总之，洁牙是一种非常实惠且有效的牙齿保健方法。洁牙要选择正规的诊所或者医院，每年或每半年洁牙一次，千万不能因为一些不实传言而拒绝洁牙这种能预防大部分口腔疾病的保健方法。

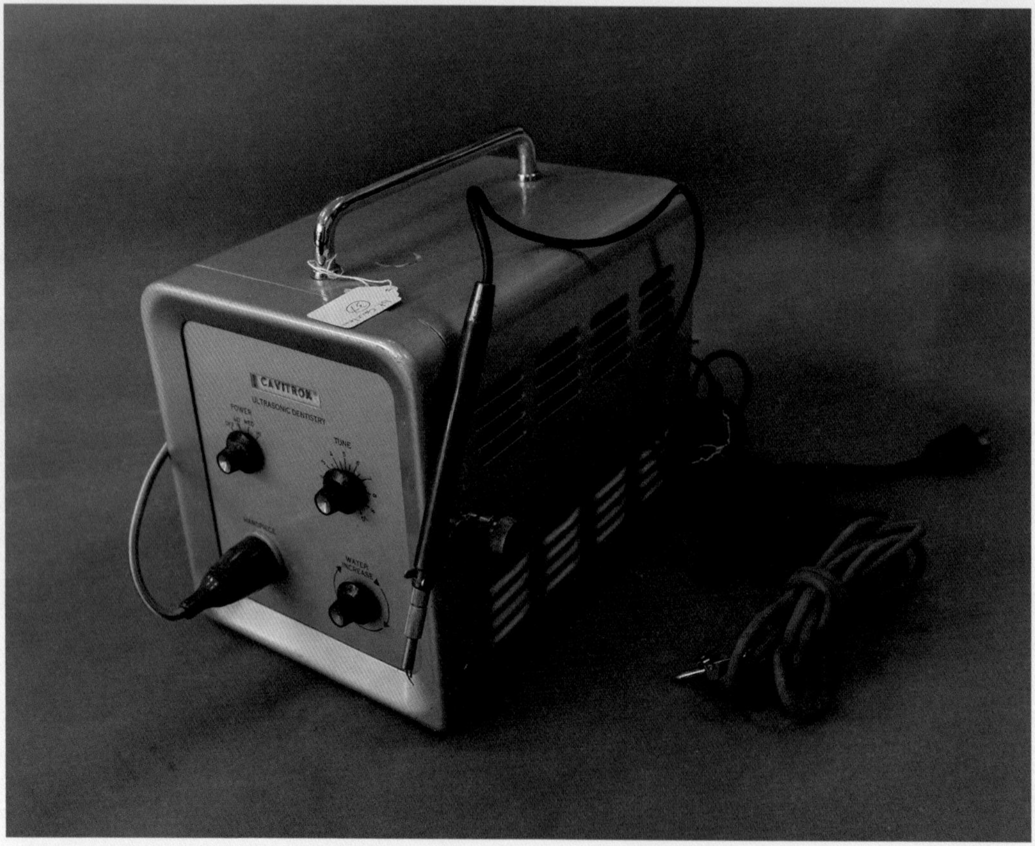

20 世纪 70 年代美国产第一代超声洁牙机

18 反复发作的“口疮”

口疮是口腔黏膜溃疡的俗称。许多人都有这样的经历：口腔黏膜上长出 1 个或多个大小不等的溃疡，面积不大，疼痛不小，尤其长在舌尖、咽腔等处，让人饮食困难，日夜难安。更难受的是，它们此起彼伏，反复发作，使人痛苦不堪。

那么，是什么原因导致口腔溃疡的呢？溃疡的病因很复杂，往往由多因素共同作用导致。

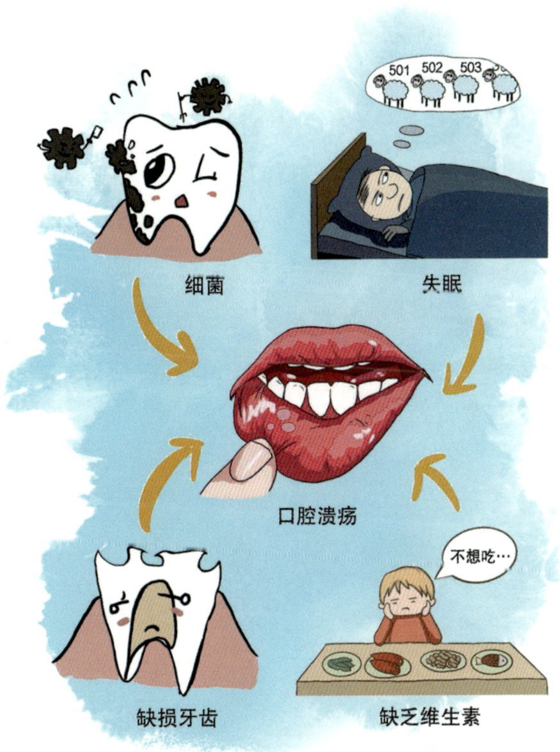

口腔溃疡的诱因

以下几种情况容易诱发此病：①咬伤口腔黏膜，吃带刺、过硬的食物，龋齿造成的牙齿残缺锐利部分等刺激口腔黏膜；②消化道菌群紊乱；③内分泌影响，如女性月经期易发病；④一些特殊的细菌感染；⑤睡眠不足，生活节律改变或压力大，焦虑等；⑥某些营养素如铁、锌、维生素的缺乏；⑦某些患者存在遗传倾向。

溃疡初起时，口腔黏膜上可能会有米粒大小的小水疱或者充血面，后续自行溃破形成圆形或椭圆形、边缘整齐的溃疡，常凹陷低于周围黏膜，多发生于上下唇内侧、舌边缘或颊黏膜等部位。长溃疡很痛，同时伴有烧灼样的感觉，唾液增多。好在口腔溃疡有自愈性，通常 1 ~ 2 周就可以自愈。但是会不断复发，而且可能伴随终生。

溃疡目前以对症治疗为主，主要是止痛，控制感染，促进愈合，减少复发。如口腔溃疡药膜贴在溃疡面，也可用冰硼散、西瓜霜、青黛散等药粉喷于患处用来止痛、促进愈合，还可采用激光治疗。全身治疗则以针对具体病因，调节免疫功能或中医中药治疗为主；口服维生素 B，也有助于缩短疗程。

但是，对于口腔溃疡，任何单一的治疗都不能完全奏效，应仔细观察，找出每次发病前与其有关的病因或发病规律，针对病因采取综合防治。另外，保持愉快心情和良好规律的生活习惯，多吃瓜果蔬菜，对预防口疮很有帮助。

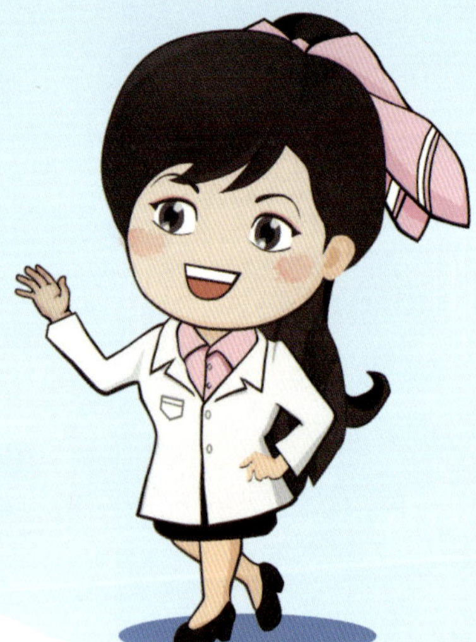

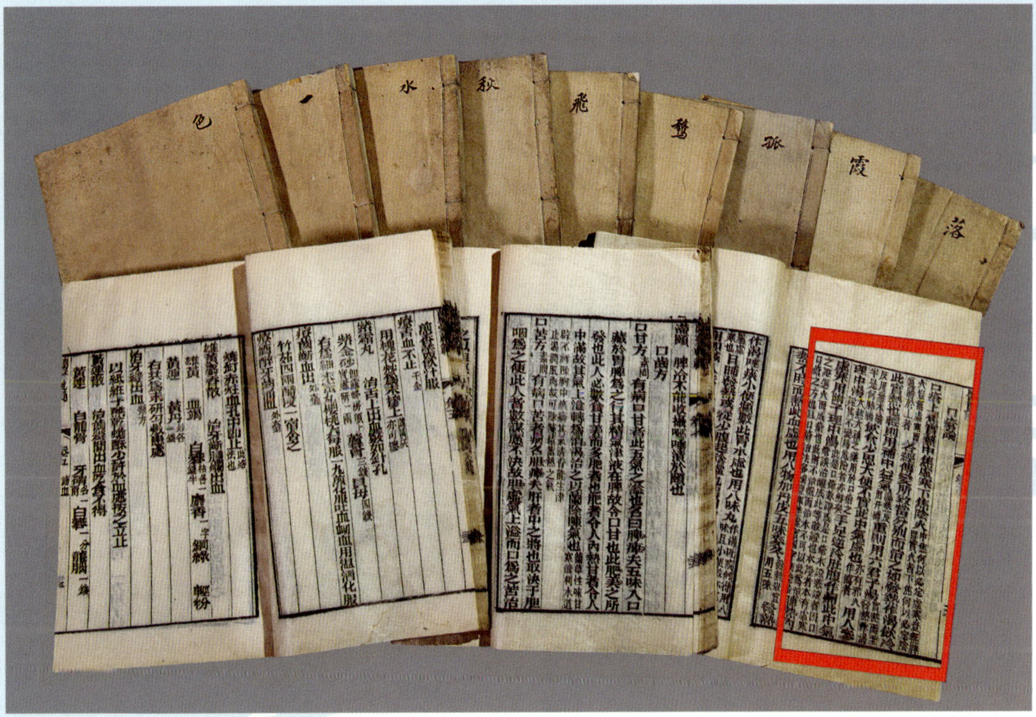

清徐灵胎著《医书八种》，红框所示为《口疮篇》

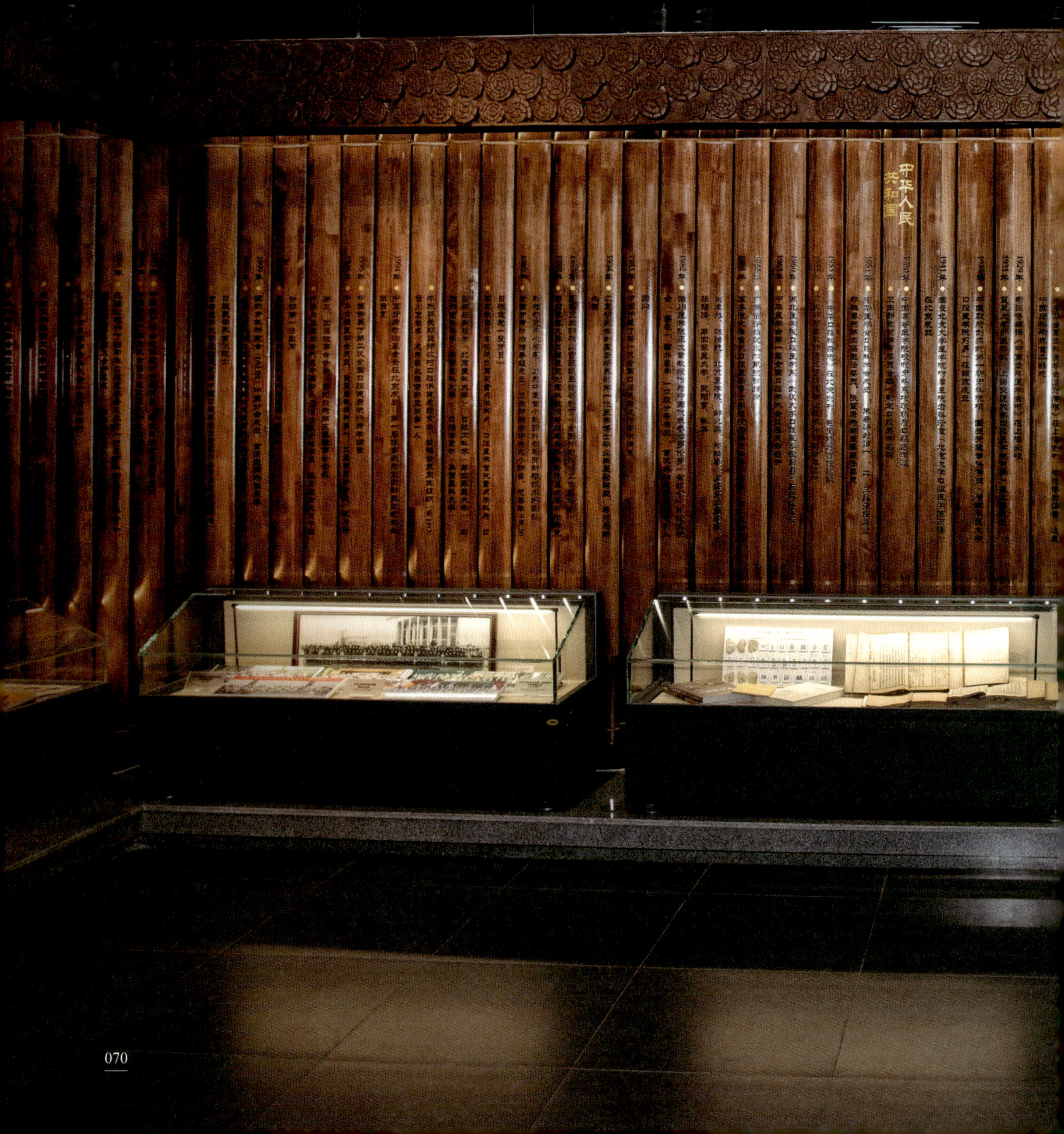
中华人民共和国

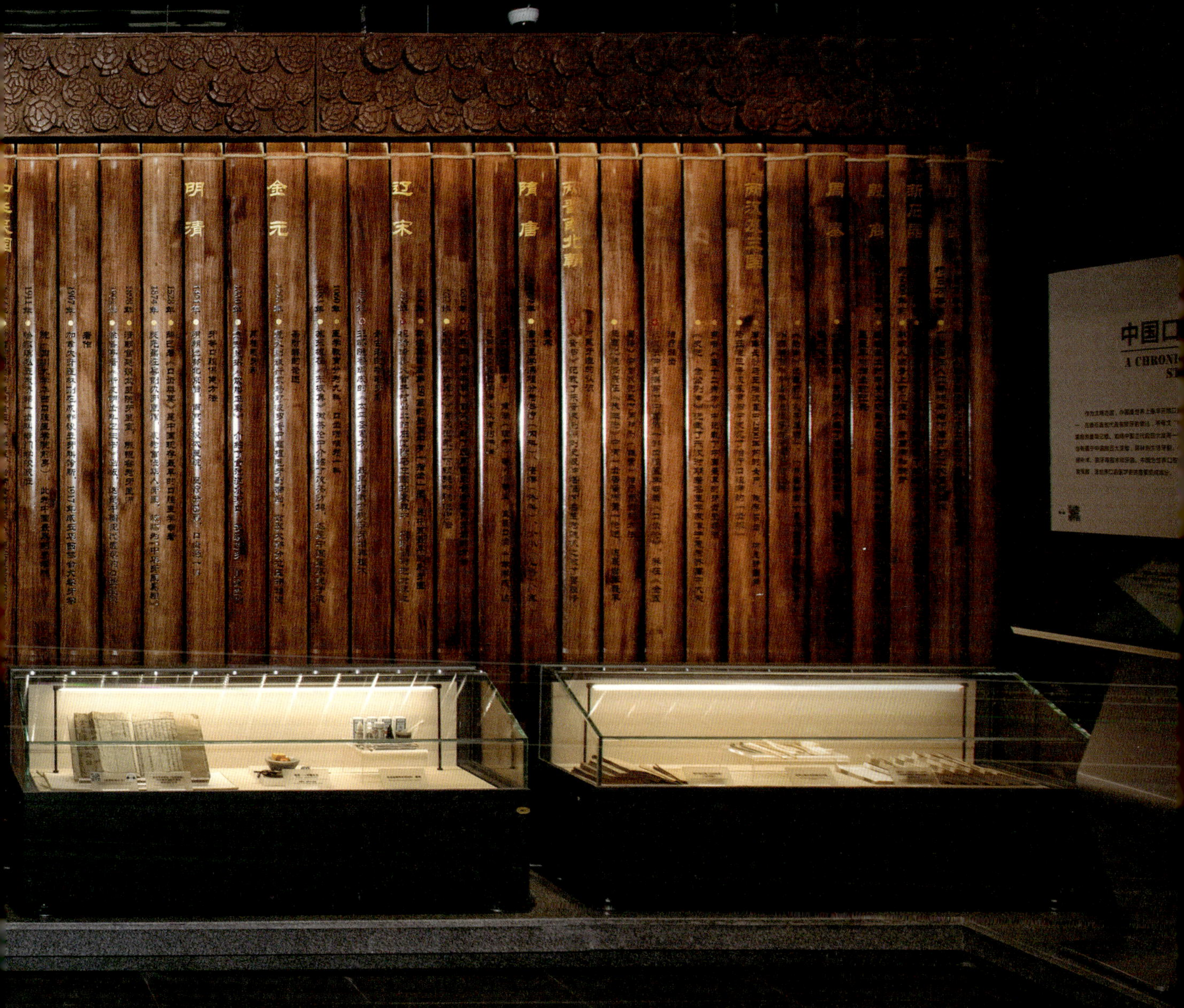

国际口腔医学博物馆中国口腔医学发展史展区，用竹简形式记录了殷商以来中国口腔医学大事。中国是世界上最早从事口腔疾病治疗的国家之一，在世界口腔医学领域有属于中国的五大贡献，即砷剂失活牙髓、银汞合金补牙、唇裂修补术、脱牙再植术和植毛牙刷

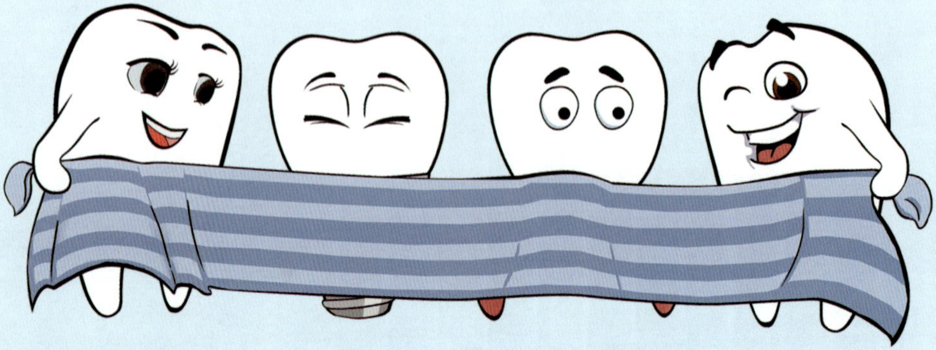

缺牙是口腔常见病和多发病，不论缺一颗牙还是缺全口牙都可能造成患者咀嚼和语言功能的障碍，因此，缺牙直接影响着人们的身心健康。

假牙是修复缺牙的主要方式，医学上称之为义齿修复。其目的是恢复原来牙齿的外形和功能。早在公元前 2500 年，就有腓尼基人用金带和金线固定兽牙的方式来修复牙齿缺失的记载，而早期所使用的木制假牙也仅勉强起到恢复形态的作用，人们一直在探索寻求既能恢复牙列形态、改善外观，又能有良好咀嚼功能的缺牙修复方式。

随着科技的进步，活动义齿、固定义齿、种植牙等多种修复技术被用于修复缺牙，不但能拥有良好的功能性，还兼具美观性，不仅“以假乱真”，还能“以假替真”。

需要注意的是，如果缺牙后未能及时修复，还会引起一系列的并发症，甚至造成整个口颌系统的功能紊乱。因此，及时修复缺牙对于保持口颌系统和全身心的健康有着重要意义。

第三篇

义齿修复

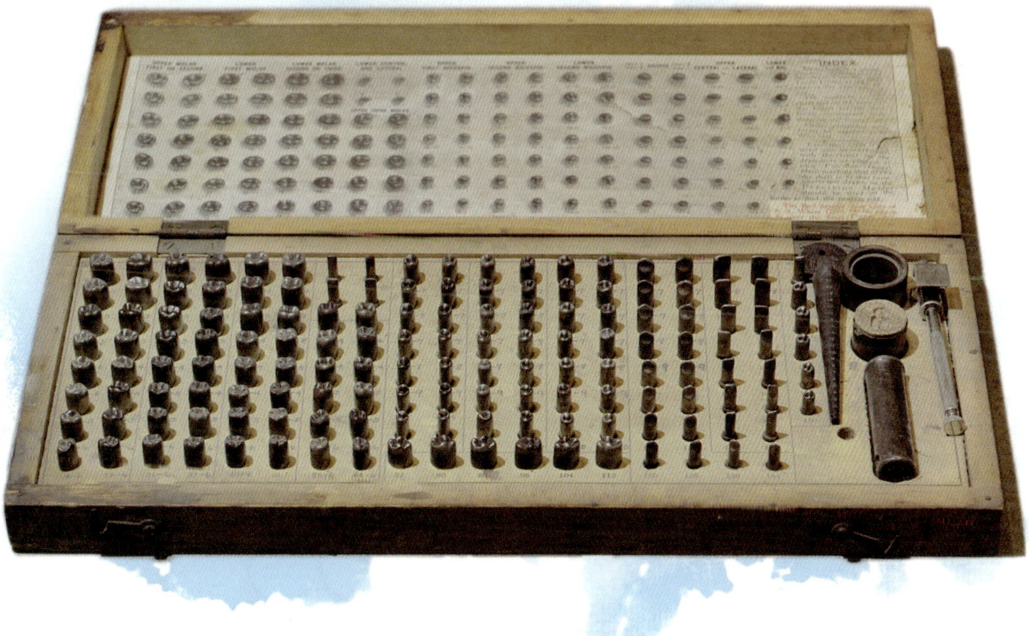

20 世纪 20 年代美国用于制作牙冠的锤造工具

1 缺了牙不镶会咋样

自古以来，龋病和牙周病一直是人类口腔的常见病和多发病，很多人会因此而缺牙。有些人觉得，牙齿有那么多个，缺几个没关系，镶不镶牙无所谓。真是这样吗？

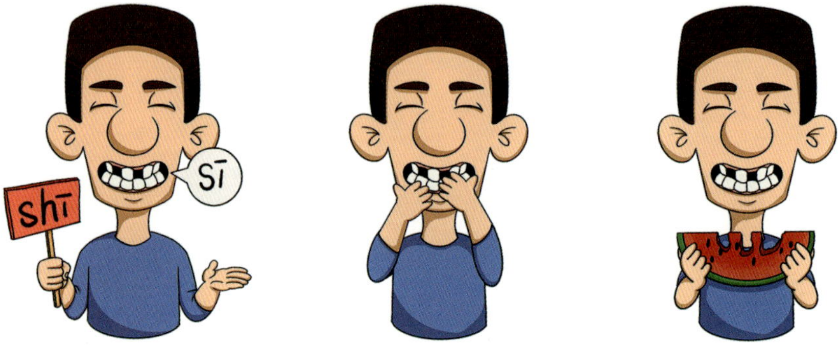

牙列的完整性直接关系身体和心理健康。缺牙会降低咀嚼食物能力，加重消化道负担，进而影响全身健康状态和生活质量。同时，缺牙引起的发音问题、美观问题也会给患者带来较大的困扰。缺牙时间长，对殆牙因失去阻挡而伸长，两侧牙也会向缺牙空隙处倾斜，导致咬合错乱，甚至引起关节弹响或疼痛、张口受限等颞下颌关节疾病，给后期镶牙带来困难，甚至无法镶牙。缺牙处骨质也会因为缺少刺激而出现萎缩，骨量变少，同样给后期镶牙带来困难。因此，有缺牙一定要及时镶补。

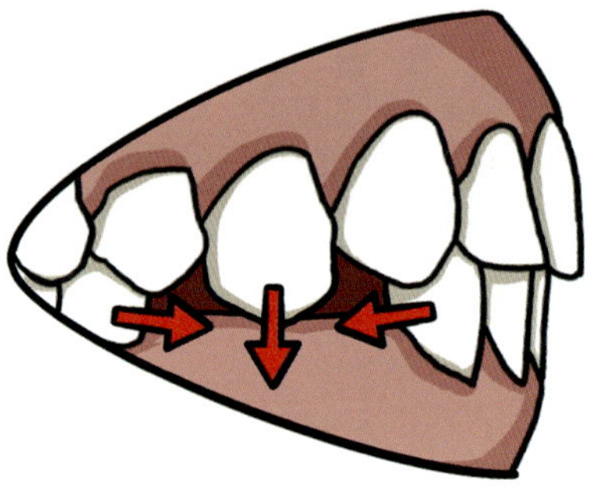

那么，缺牙后多久镶牙最合适呢?

牙齿拔除后，牙槽骨会有吸收，拔牙创也在变化，过早镶牙，会使假牙和牙龈之间形成间隙，造成假牙不稳固、食物嵌塞等问题。因此应该要等拔牙创完全“长好了、长平了”再进行镶牙。一般来说，拔牙后局部骨组织在 2 ~ 3 个月基本愈合稳定，此时可以镶牙。如果患者体质较差，或患有糖尿病等全身性疾病，会使愈合能力下降，或牙槽骨支撑力不足需要植骨，应适当延迟镶牙时间。

也有观点认为，缺牙后越早镶牙越好，即无缺牙期理念。可在拔牙后镶一副预成临时义齿，这样不但可以保护创口，还可以恢复部分咬合功能，待拔牙创口完全愈合后再做永久性镶牙。

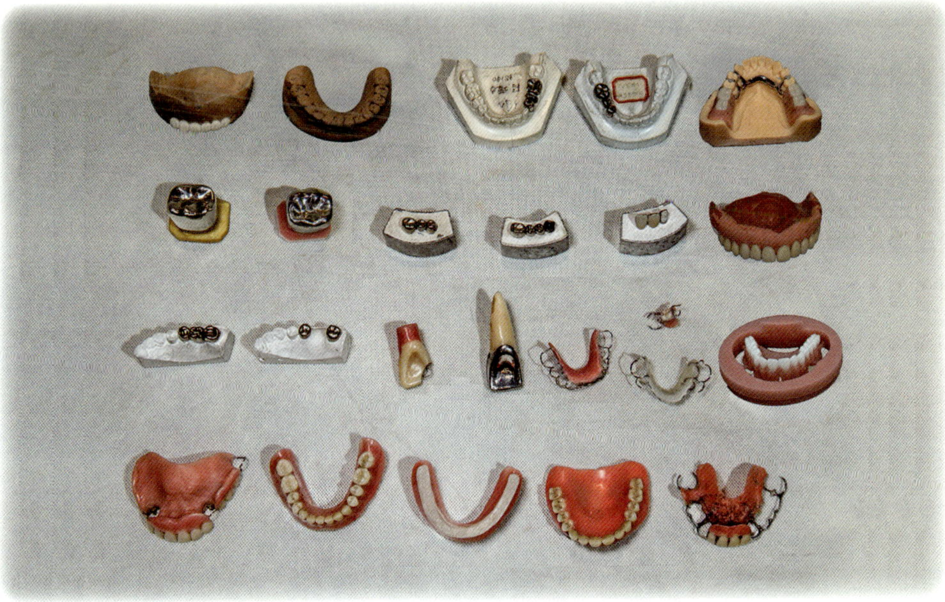

不同时期、不同材料、不同方法制作的假牙

2 我该镶什么牙

在镶牙时，大家往往面临着选择困惑：到底该选活动义齿还是固定义齿呢？要解决这个困惑，必须要了解各类义齿的特点，才能结合自身实际情况，选择最契合自己的义齿。

义齿分为活动义齿、固定义齿和种植牙，不同的义齿有着不同的优缺点。

活动义齿是一种患者可以自行摘戴的修复体，其利用剩余的天然牙和黏膜作为支持，通过卡环固定于基牙（用来支持、固定和稳定义齿的牙）上，同时依靠基托保持适当位置行使咀嚼功能。其优点有：①能自行摘戴，方便清洁和维修；②可修复一个或多个牙，且费用相对较低；③损伤较低，不需要过多磨除基牙。活动义齿的缺点则包括：①体积较大，初戴有明显的异物感，有时会影响发音或者引起恶心，需要一定的适应期；②稳定性和咀嚼功能不是非常理想，不能承受较大的咬合力；③有金属卡环外露，影响美观。

固定义齿，顾名思义，是一种患者不能自行摘戴的修复体，由固位体、桥体和连接体三部分组成，即将义齿牙冠直接粘固在已经进行根管治疗的牙根上或是缺牙区两侧的健康牙上。

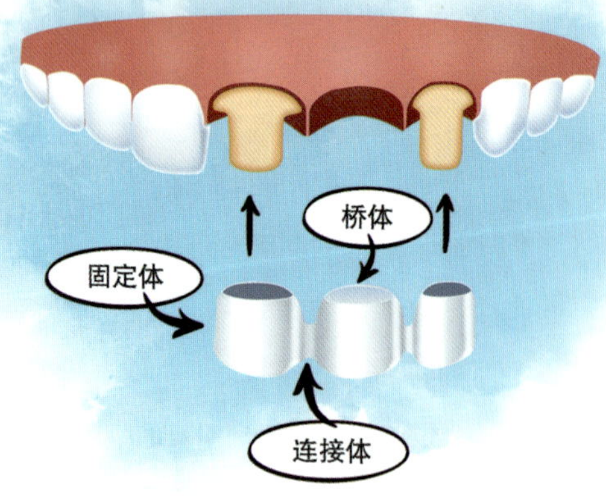

固定义齿通常用全瓷、烤瓷以及金属制作全冠，有着较高的咀嚼效率，而且体积小巧，戴牙后没有明显的异物感，有较高的咀嚼效率。其缺点是对基牙的牙体组织切割较多，且基牙有患龋风险。固定义齿对基牙、患者的年龄和口腔状况有着较高的要求，价格也比活动义齿高一些，适用于缺牙数目较少的患者。

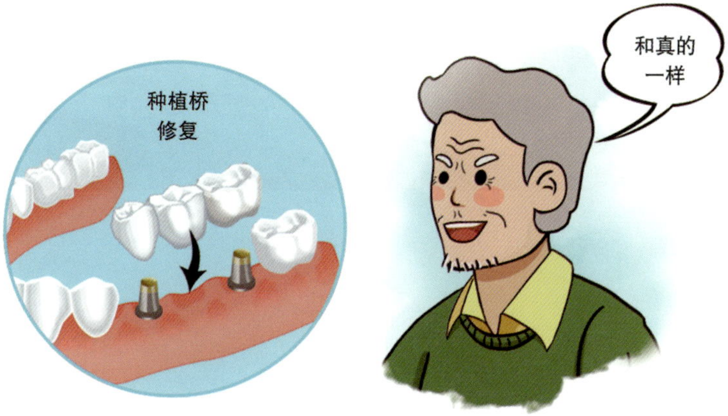

种植牙虽然与固定义齿一样不可自行摘戴，但它的固位方式和固定义齿有着本质的区别。种植牙是依靠手术的方法将人工牙根（种植体）植入缺牙区的牙槽骨内为义齿提供固位。种植体植入后一般需要 3 ~ 6 个月方可和牙槽骨完全结合，此时再在种植体上端装上义齿。

种植牙对牙槽骨的状态要求比较高，如果牙槽骨骨量不足通常还需要植骨后才能种牙，患者的全身健康状况以及局部条件也同样影响着种植修复的成功率。虽然种植牙费用较高，但其优点非常突出。种植牙不需要磨除缺牙两侧的健康牙，修复后的义齿美观舒适、稳固牢靠、咀嚼效率高、无异物感，可以获得与天然牙功能、结构、外观十分相似的修复效果，是活动义齿和固定义齿无法比拟的。在全口无牙修复中，种植牙也应用广泛，患者使用效果比全口活动义齿好很多。

义齿的选择要综合多方面因素，患者可以根据自身的缺牙状况，选择适合自己的义齿类型进行修复。

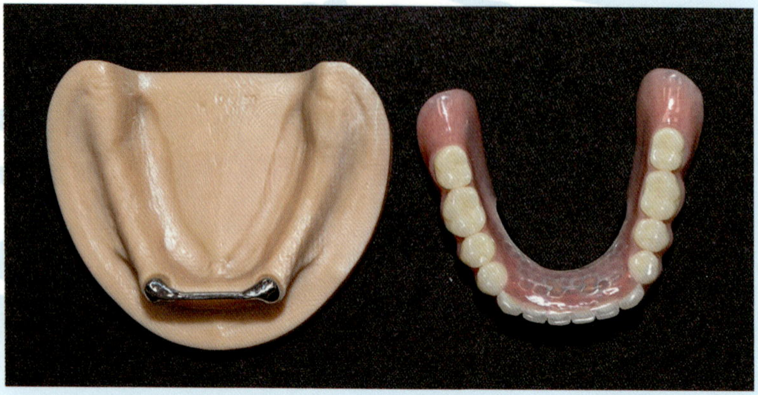

下颌义齿

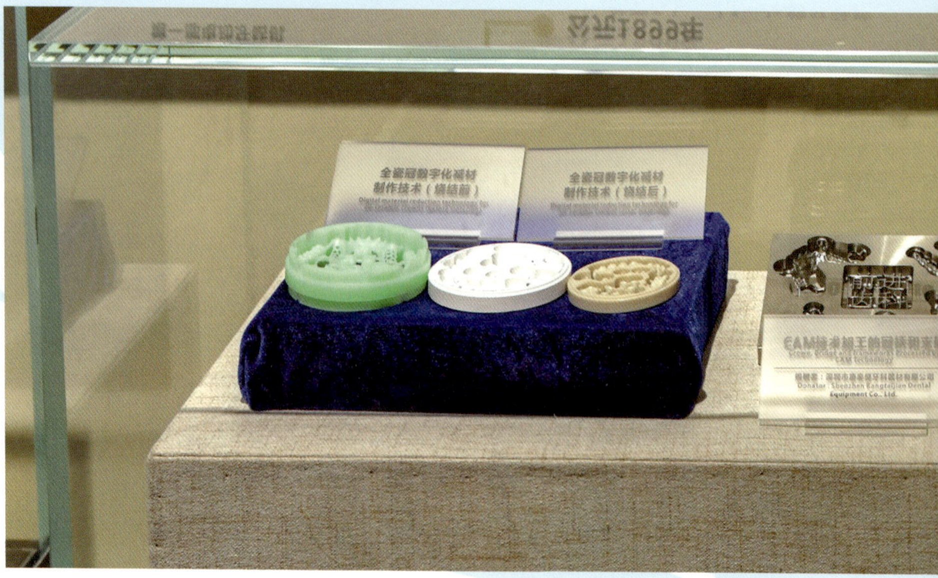

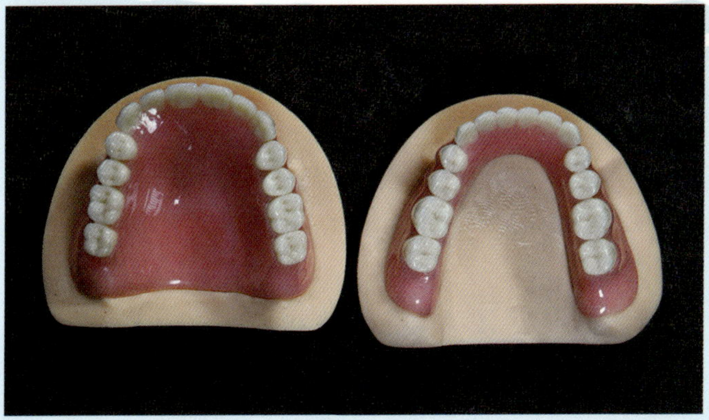

全口义齿

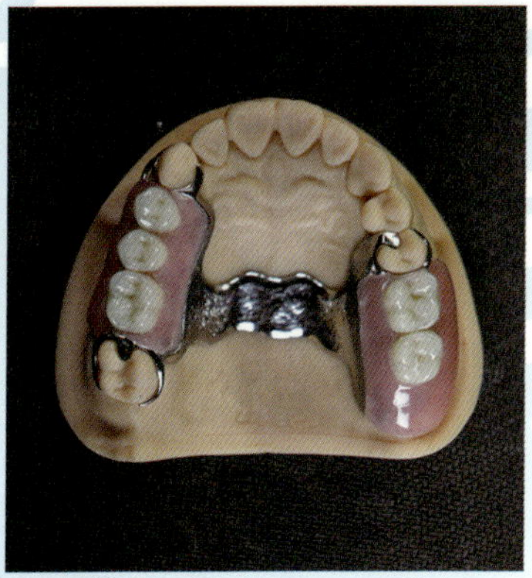

金属基托可摘义齿

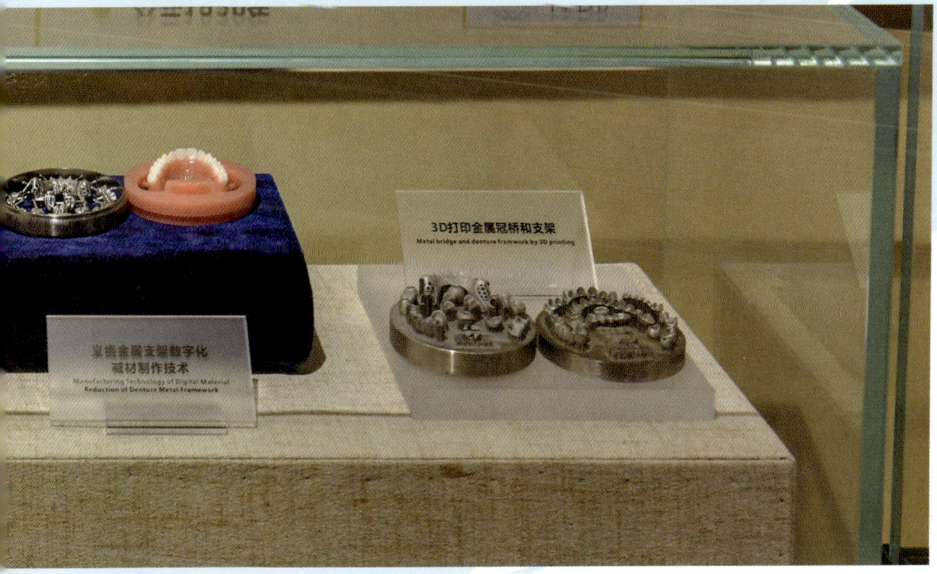

国际口腔医学博物馆口腔修复展柜，展示计算机修复工艺技术

3 如何选择假牙材料

镶牙材料种类较多，人们在镶牙时常常面临选择困难。其实，只要了解了各种材料的特点，选择起来就会容易得多。常见的口腔修复材料可分为贵金属、非贵金属、树脂和陶瓷。

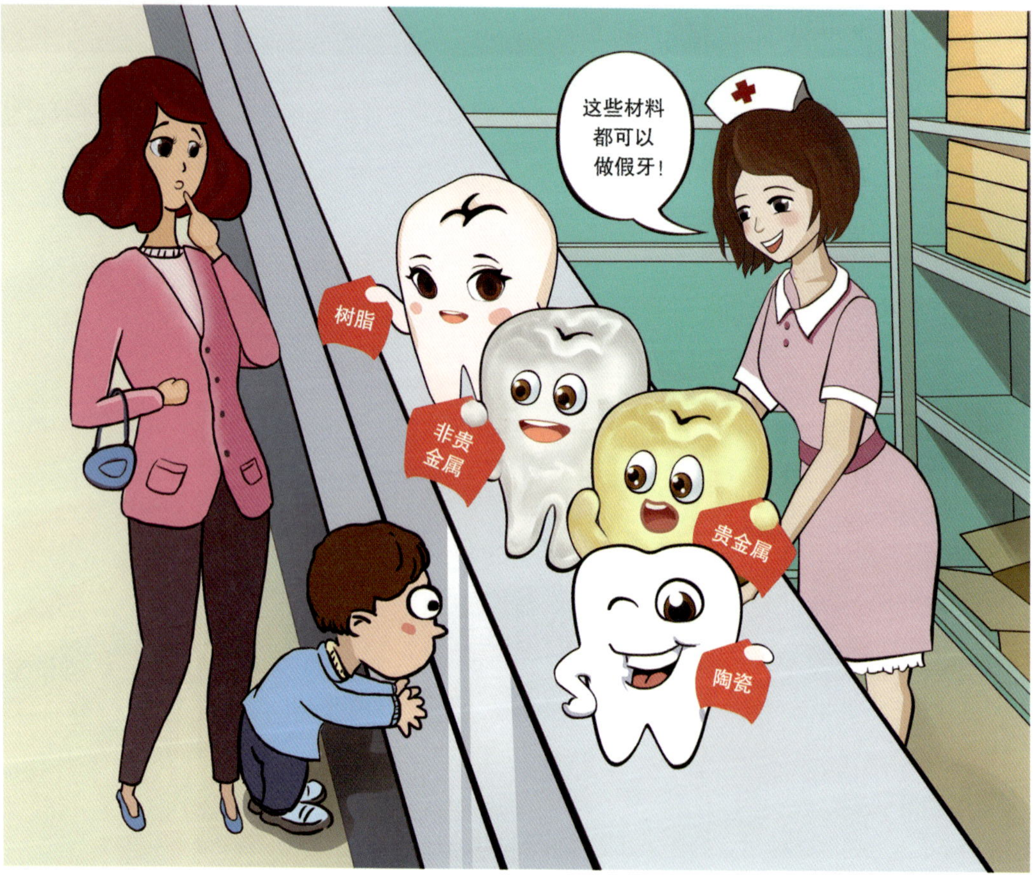

1. 贵金属类 主要是金、铂等惰性贵金属材料，用于制作牙冠固定桥和活动义齿支持部分。其优点是具有良好的生物相容性，无毒无刺激，安全性较好。贵金属材料与牙齿硬度接近，可减少天然牙的磨损，且具有更高的加工精准度，可以说是优点十分突出。但“贵”字打头，价格比较高。

2. 非贵金属类 常见的是钴铬合金、氧化锆及钛等非贵金属材料，作用和贵金属相同。钴铬合金与贵金属相比，价格实惠应用广泛，但它并不能完全防止不良刺激，有可能会出现牙龈黑线。钛类材料具有良好的生物相容性，用于种植牙的牙根制作。目前，临床冠修复常用氧化锆。

3. 陶瓷类 包括烤瓷和全瓷。烤瓷牙是先用贵金属或非贵金属制成内冠，然后用与牙色相近的瓷粉经过高温烧结熔附于金属内冠表面形成修复体，既有金属的强度，也有瓷的美观。但烤瓷牙在受到较大的咀嚼力时可能会出现崩瓷现象；非贵金属可能造成牙龈黑线出现；在夜晚强光下，烤瓷牙会表现出不透明的“死白”色，和天然牙齿色差显著。

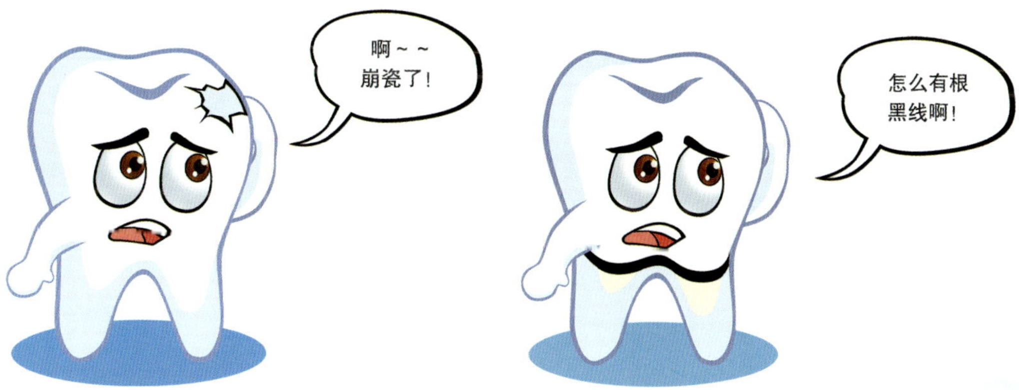

全瓷牙不再使用金属内冠，而是采用与牙齿颜色相近的高强度瓷材料制成，半透明度、硬度均与天然牙接近，修复后牙龈边缘表现更加自然，美观程度较烤瓷牙更高，无论在自然光还是夜晚强光下均可达到以假乱真的效果。因为完全不含金属，所以也不会对磁共振等医学检查造成影响。

4. 树脂类 常用的是丙烯酸类树脂，广泛应用于活动义齿及基托，也可用作义齿修整。树脂材料易于加工成形，价格便宜，用途广泛。

我们在选择义齿材料时，可主要考虑功能需求和价格。前牙缺损，主要以恢复美观为主，可首选全瓷，贵金属烤瓷次之，最后是非贵金属烤瓷。后牙缺损，则以恢复功能为主，可首选贵金属材料类，其次是全瓷，再次是烤瓷。活动义齿基板支架则以钛合金为首选，钴铬合金次之；种植牙的牙根用钛及钛合金。

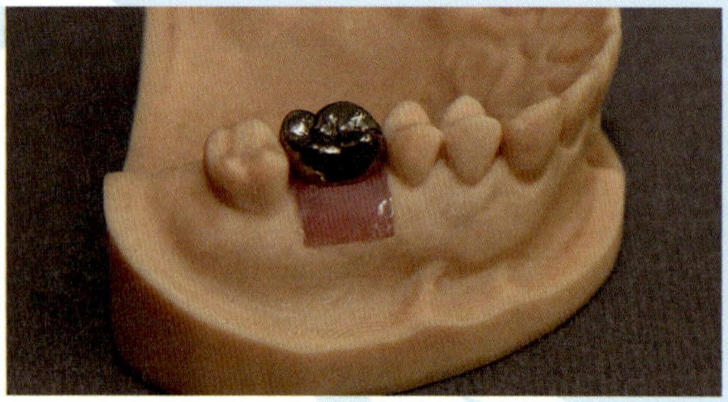

现代金属冠

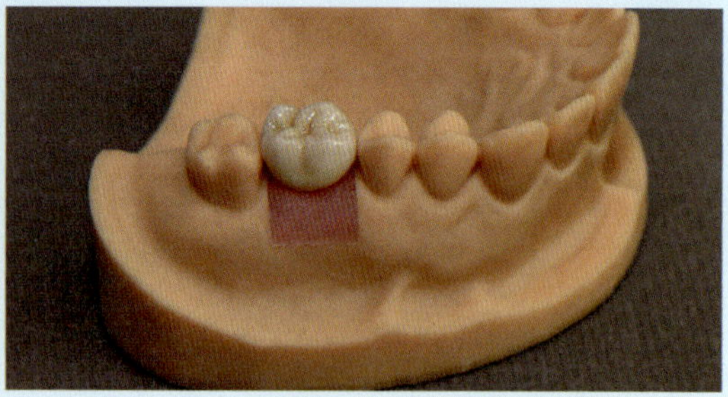

现代全瓷冠

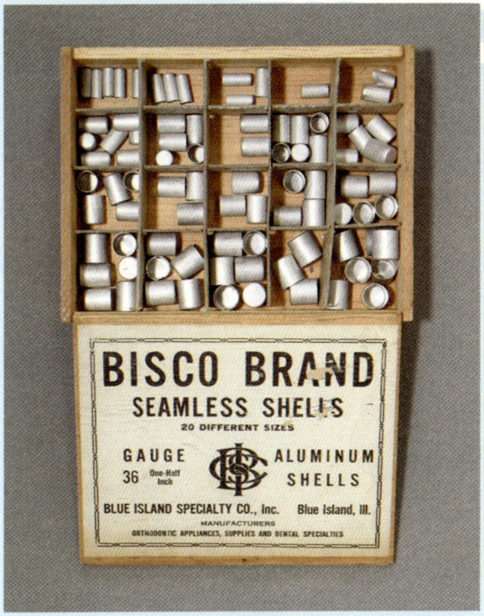

早期美国金属无缝冠

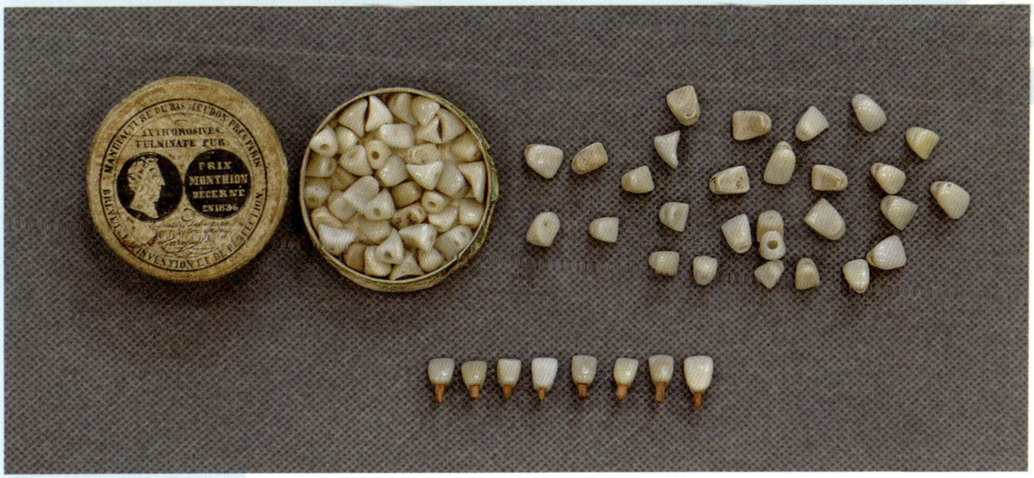

早期美国瓷牙

4 活动假牙该如何使用和保护

活动义齿的使用是一个逐步适应的过程，刚开始戴活动义齿的患者可能有异物感甚至恶心，一般 1 ~ 2 周会逐渐习惯。一副制作再精良的活动义齿，如果不好好保养，使用寿命也会大大地缩减。因此，我们要像爱护自己的天然牙齿一样去爱护活动义齿。

活动义齿使用时需要注意以下几点。

1. 活动义齿的正确摘戴　摘戴过程中应顺应一定的方向，不能强行推压或者咬压戴入，以免损伤基牙和牙龈，或者使活动义齿弯曲变形甚至折断损坏。

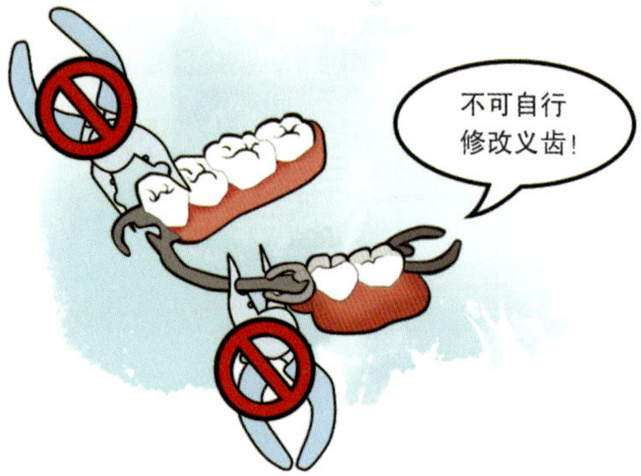
不可自行
修改义齿！

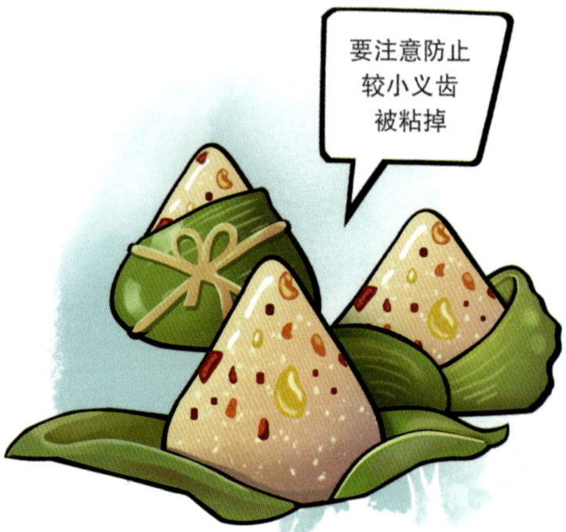
要注意防止
较小义齿
被粘掉

2. 注意饮食　初戴义齿应该先吃软食，待适应后再进食普通食物，逐渐增加咀嚼负担。对于体积比较小的活动义齿，吃黏性食物时，要注意防止义齿被粘掉或者吞下。

3. 注意义齿的清洁 这一点非常重要，活动义齿更易滋生菌斑，导致许多口腔疾病例如义齿性口炎、牙龈炎、龋病等的发生。因此平时饭后应及时取下义齿用牙刷洗刷干净，此外，也可以用超声或者泡腾片等方法进行义齿清洁。切勿使用热水、酒精浸泡，更不能煮沸消毒，以免加速材料老化，导致义齿变色、变形。

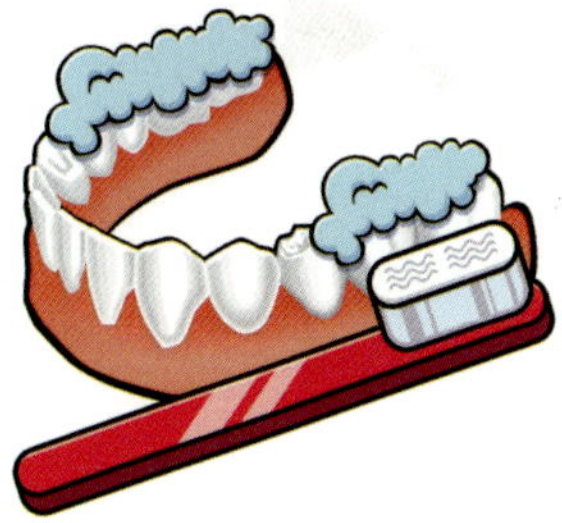

4. 不可自行修改义齿 活动义齿摘戴时如感到明显的疼痛不适，应及时去看医生，千万不能勉强戴上或自行用工具修改。去医院前可以先戴上一段时间的义齿，这样受压疼痛部位的压痕可帮助医生更好调整义齿。义齿初戴时一般要经过1~2次的修改。

活动义齿戴一段时间后可能会出现松动的情况，此时要请医生检查是否存在牙槽骨吸收或者卡环变松的情况以便后续调整。如果因为义齿佩戴时间过久等原因出现材料老化、卡环脱落、义齿折断等情况，也可以请专业医生处理。

5. 佩戴时间 义齿应该每天戴用，并在睡觉前取出，让口腔组织在更快适应义齿的同时得到充分的休息。不佩戴义齿时，应将其浸泡在冷水中，以避免变形。

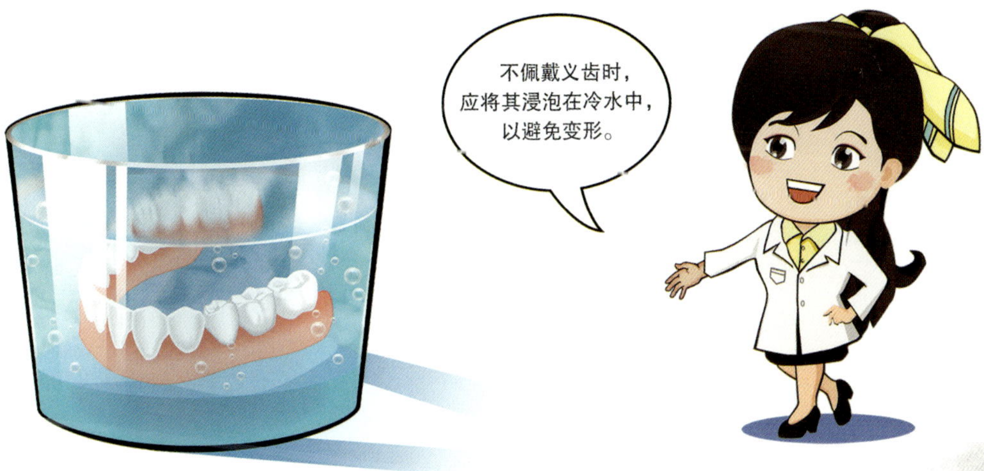

6. 长期维护 无论何种义齿，都需定期复查，以便及时发现义齿以及邻牙问题，尽早处理。同时要注意口腔卫生的保持，定期洁牙。

如果我们能够注意上述问题，无论是活动义齿，还是固定义齿，一般都能使用较长时间。

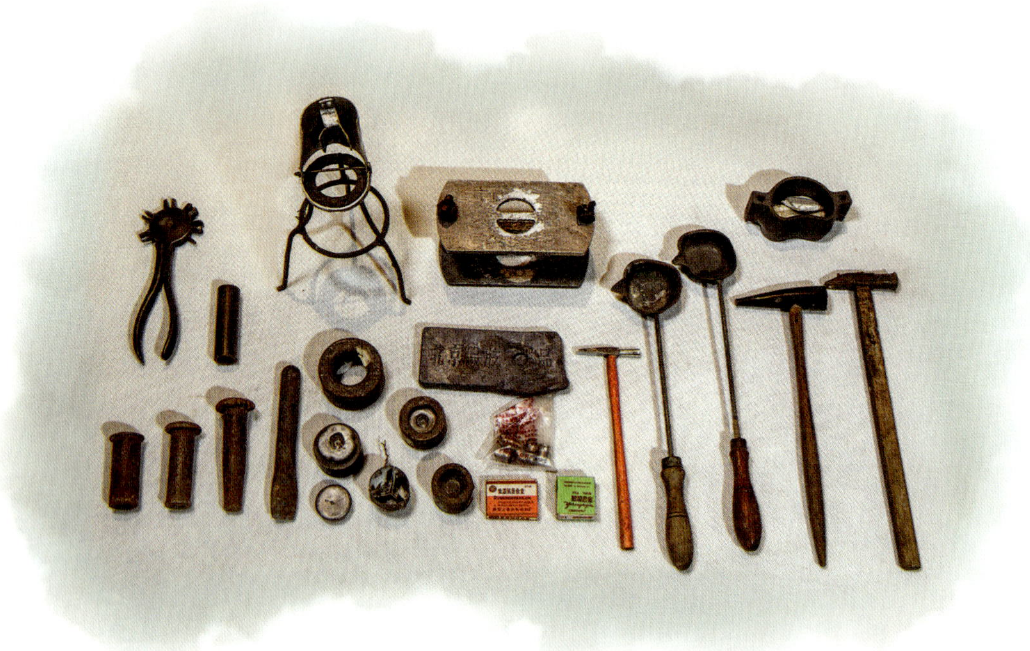

早期义齿制作工具

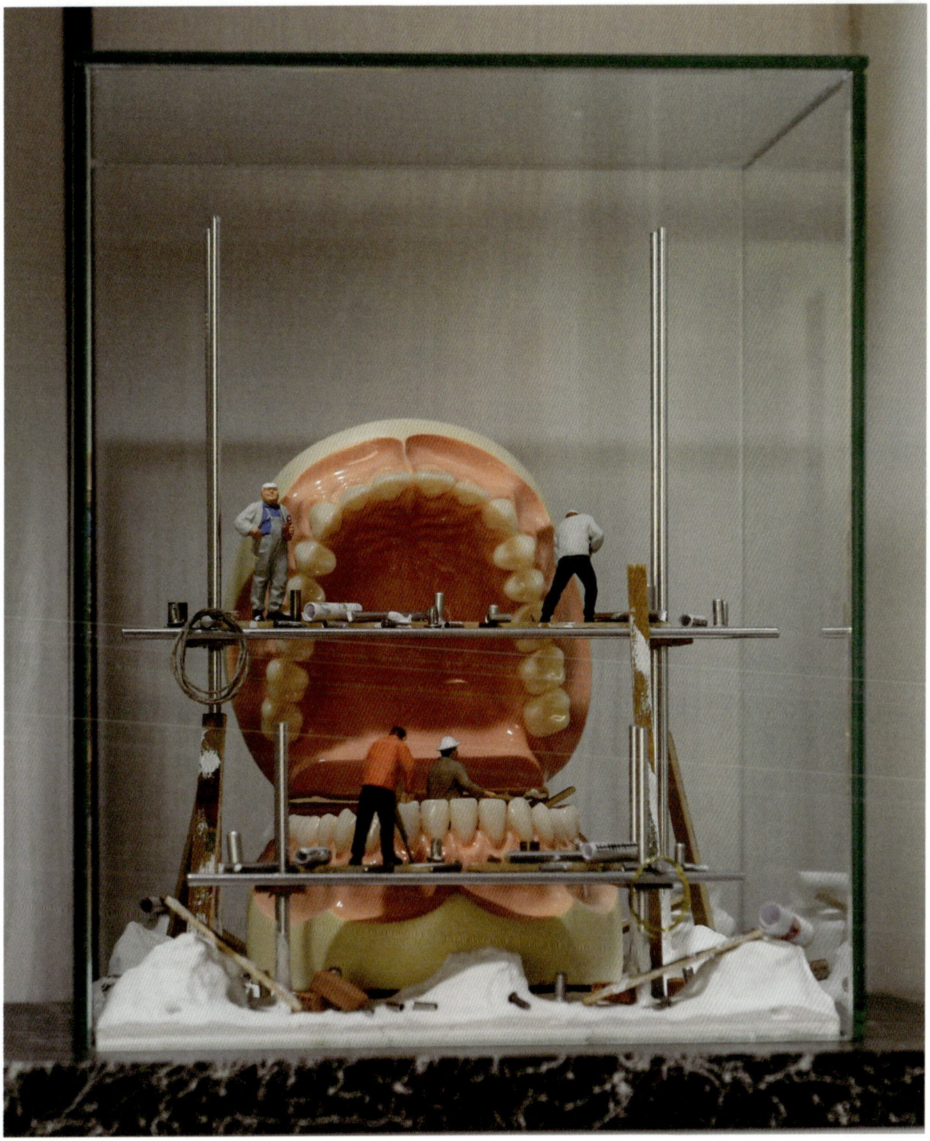

牙科艺术品——牙齿重建

5 戴假牙后的烦恼

活动假牙作为口腔新成员，在初次戴假牙后常常会出现不适或疼痛；戴用一段时间后也可能会出现疼痛症状，这是什么原因呢？

活动义齿初戴后出现的疼痛，一般来说以黏膜轻微压痛最为常见。这是因为大部分镶活动义齿的人剩余牙齿少，咀嚼力量有很大一部分会转移到牙槽骨上的黏膜，所以刚开始佩戴出现黏膜较大面积的轻微压痛是正常现象。义齿的佩戴是一个逐渐适应的过程，口腔内的组织也需要 1 ~ 2 周的时间去认识和习惯义齿这个新伙伴的出现，只要坚持戴用，适应之后疼痛感就会逐渐消失。

如果黏膜的疼痛程度较重并且迟迟不缓解，则可能是由于义齿基托边缘过长或过锐，义齿基托与牙槽骨黏膜不贴合，牙槽骨存在骨尖、骨突，局限性的咬合高点等问题造成。如果义齿的佩戴初期就出现了口腔内其他牙齿的疼痛，可能是义齿的部件对其他牙齿施加的力过大造成；以上情况都需及时复诊，有针对性地处理。需要注意的是，复诊前一天应佩戴义齿，以便医生能准确找出疼痛位置及原因。

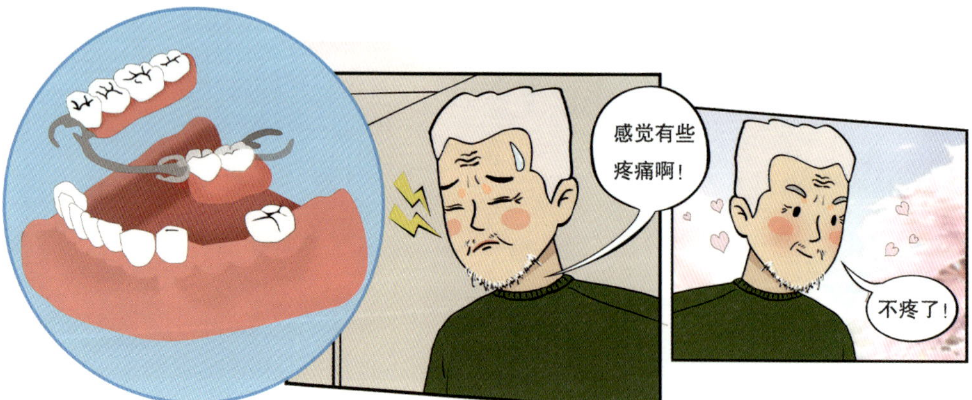

活动义齿戴用较长时间后出现的疼痛，可能是义齿使用过程中口腔卫生不佳，致使其他牙齿出现问题所致；固定义齿使用较长时间出现的疼痛可能是基牙出现了问题。无论何种义齿，戴用较长时间后出现问题，都应及时去专科医院检查，及时处理，以免带来更为严重的后果，切不可凭借主观判断自行用工具打磨或者调整义齿。再者，活动义齿长期不戴，会因口内组织发生变化而致义齿无法使用，须引起重视。

此外，除了局部因素会导致一部分老年人戴假牙后不适和疼痛，维生素 C 缺乏、白念珠菌感染等也能引起戴假牙后疼痛，需要积极就医，及时对症处理。

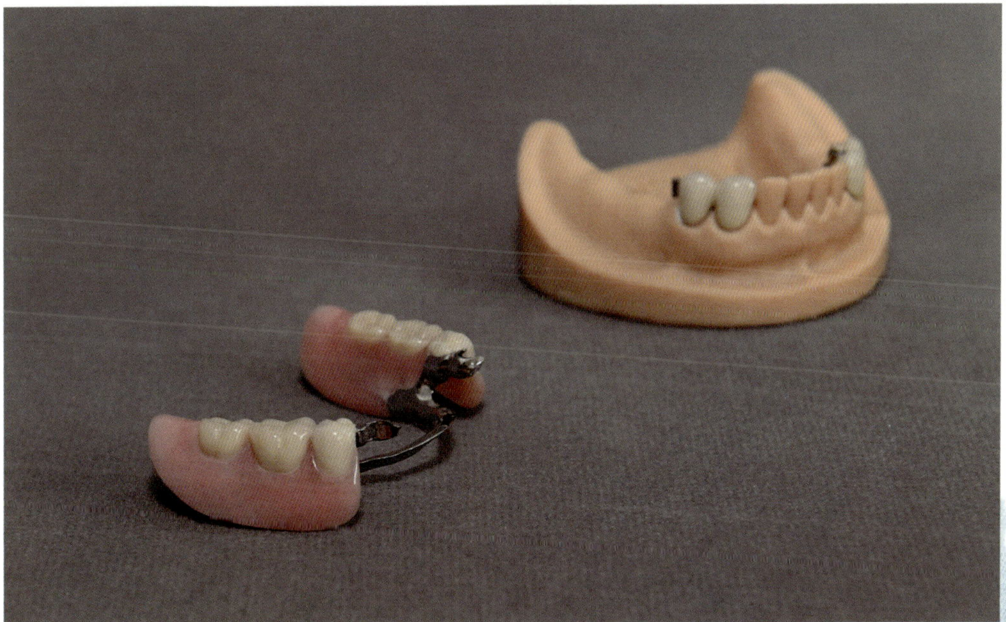

现代可摘局部义齿

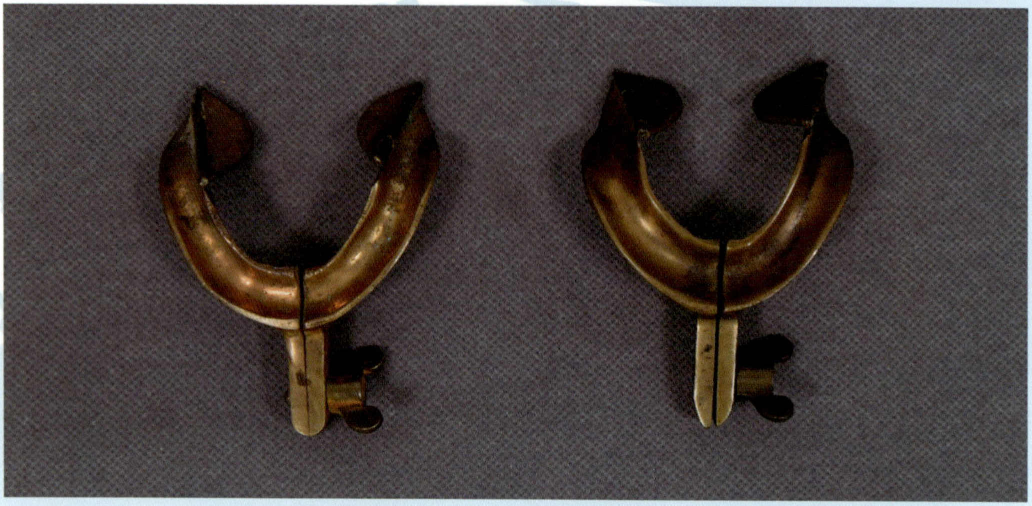

早期美国金属双瓣可调节托盘（取石膏模型用）

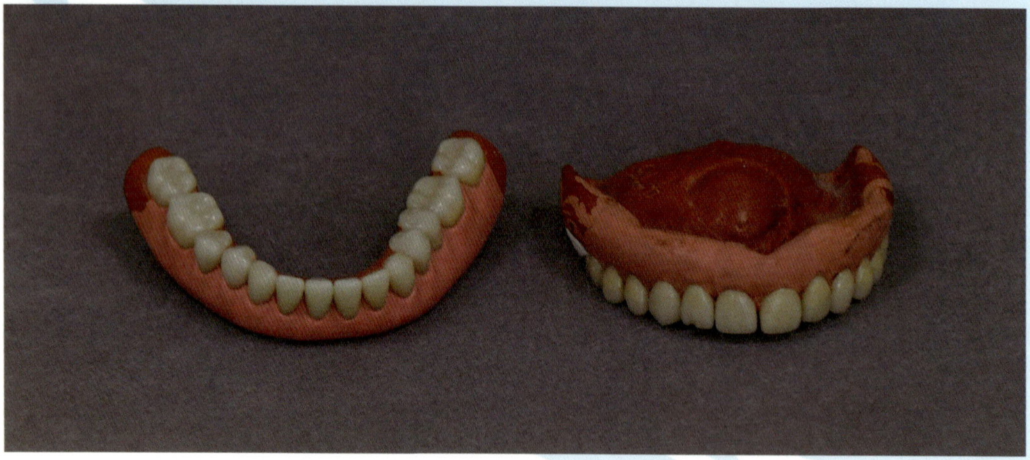

早期美国塑料全口义齿

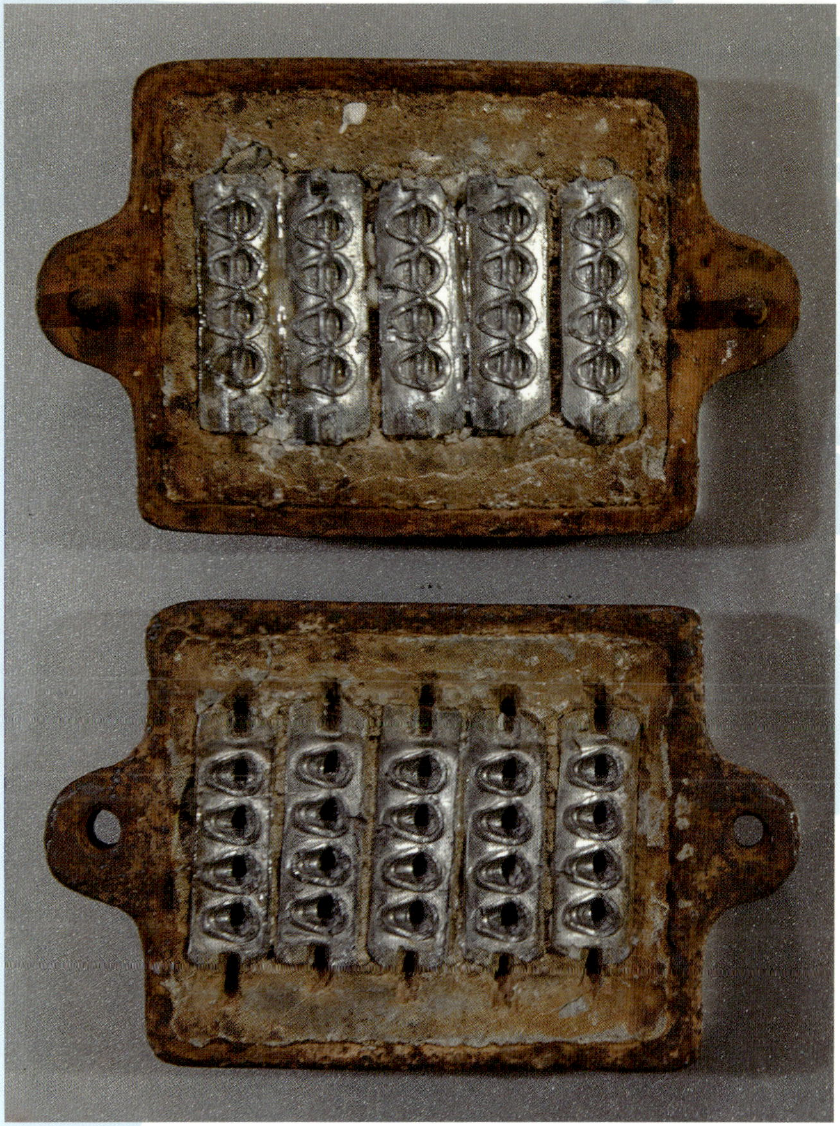

早期树脂牙成型模具

6 给牙齿做"装修"

老旧破损的建筑经过合理装修，不但可以延长使用寿命，还更加美观和实用。同样，有问题的牙也需要"装修"，才能修复缺损，加强抗力，改善外观。牙齿最常见的"装修"就是做牙冠，医学上称为冠修复，是临床常用的修复和保护受损牙齿的方法。简单来讲，就是采用人造牙冠套在患牙上，对原本缺损的牙齿或变色的牙齿进行修复，恢复外观形态和生理功能，并避免牙折等损伤发生。

根据所用材料的不同，牙冠分为树脂冠、金属冠、烤瓷冠、全瓷冠；根据对剩余牙体组织的覆盖程度不同，牙冠又分为部分冠和全冠。

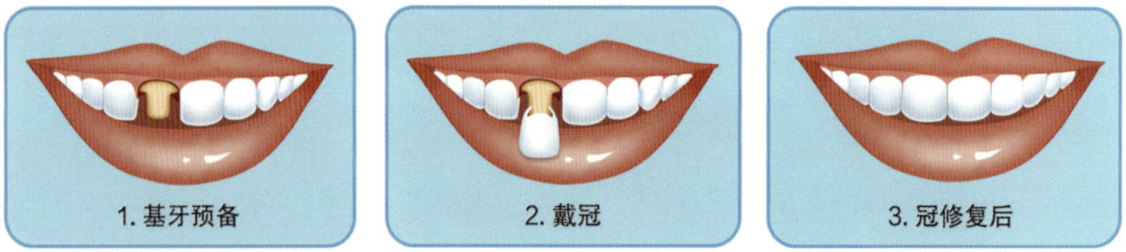

那么，什么情况下牙齿需要进行牙冠修复？

1. 牙齿大面积缺损 龋齿或外伤等原因造成牙齿大面积缺损，牙齿外形和功能无法用补牙方法修复时，可采用牙冠修复。

2. 根管治疗的牙齿 牙齿在根管治疗后，牙体组织因缺少牙髓组织的血液供应而变脆，咀嚼时存在折裂风险，需要戴牙冠对患牙加以保护。

3. 隐裂牙 常见于后牙，其表面有不易发现的细小裂纹，导致牙齿敏感，遇到较大的咬合力容易折断，因此用牙冠加以保护。

4. 严重磨损的牙齿 因不良咬合习惯或夜磨牙等导致牙齿磨损，牙冠变短，严重者会影响面形，如面部下三分之一变短等，甚至会造成颞下颌关节紊乱，常用牙冠来恢复牙齿的形态和功能。

5. 牙齿颜色或形状不美观　患有氟斑牙、四环素牙、过小牙、扭转牙、牙齿排列不齐等，也可采用牙冠修复来改善外观与功能。

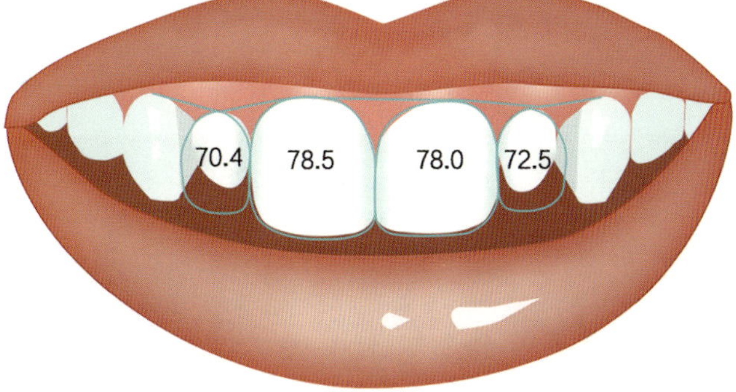

需要强调的是，牙冠修复需要对患牙进行较大幅度的磨除，是一种有损伤的治疗方式。当因美观需牙冠修复时，必须谨慎选择，应与医生进行充分沟通，在严谨的设计、诊断以及效果预测等方面达成共识才能开展治疗。

那么，能不能在不磨牙或磨除少量牙齿的情况下，改善牙齿外观呢？答案是：可以。这种治疗叫牙齿贴面修复。

相较于全冠修复，贴面是一种微创美学修复，只需要磨除很薄一层的唇侧牙面，深度仅有 0.3 ~ 0.5mm，牙体磨除量比全冠修复减少 2/3，能极大地避免牙齿敏感、疼痛、不适等症状的发生，且美观程度高。因此只要适应证选择好，贴面修复优于全冠修复。

贴面修复可分为直接贴面和间接贴面。直接贴面通常是用光固化复合树脂在口内直接修复完成，具有方便快捷的优点。间接贴面则需要制备模型，在体外做好全瓷牙面，再粘接于牙冠表面，具有色泽美观自然、经久耐用的优点。虽然树脂类贴面更加简便，但其硬度和化学稳定性显著低于瓷材料，存在易磨损、变色等缺点，所以瓷贴面间接修复是牙齿贴面的首选。牙体大面积浅表缺损、变色牙、牙齿轻度排列不齐等均可行贴面修复。

随着粘接技术和贴面材料的不断发展，贴面修复能够在保证有力固位的同时达到非常好的美观效果。但全瓷材料虽然硬度高，同时脆性也大，过大咬合力会造成局部碎裂或剥脱；树脂贴面也存在剥脱问题。所以在贴面修复以后，更要注意日常生活中对牙齿的爱护，尽量避免用贴面牙切咬硬物，特别不能“啃”苹果或排骨等。

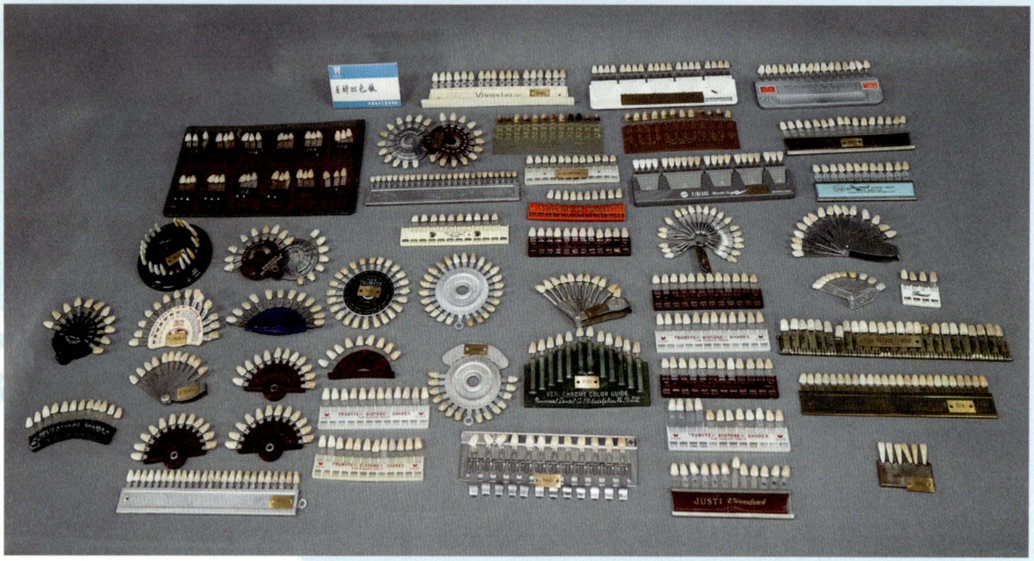

世界各国不同时期牙科比色板，用于对比协调修复体与周围牙齿的颜色

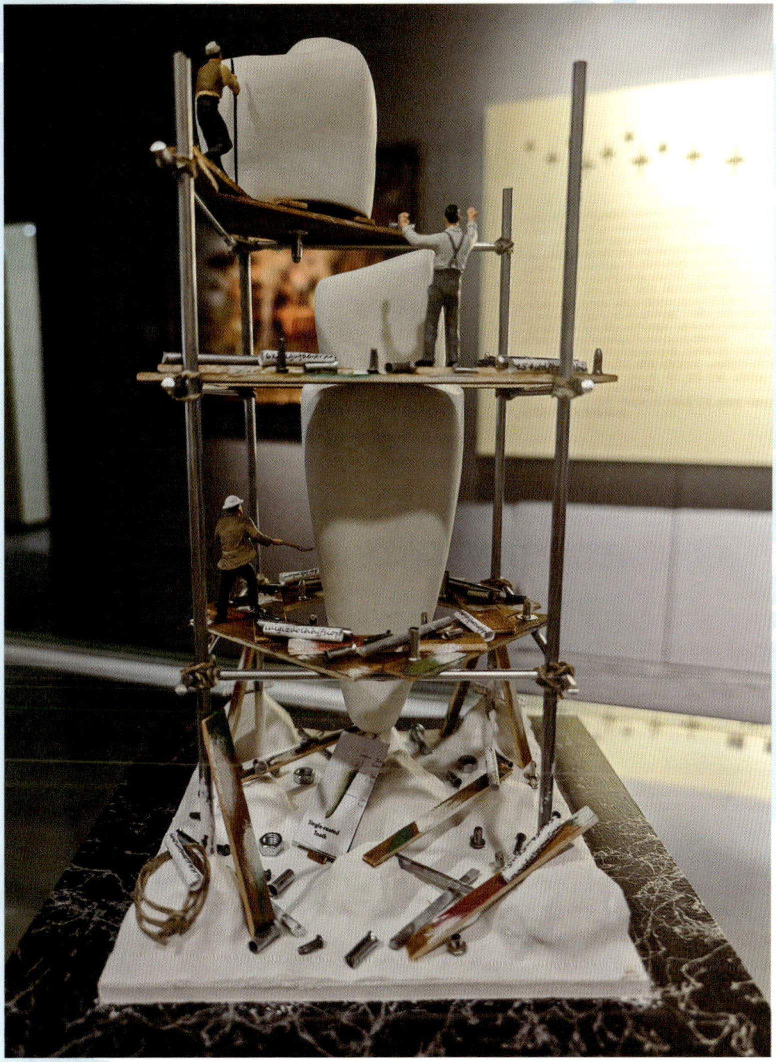

牙科艺术品——牙齿“装修”

7 “种上”的牙齿

众所周知，人类有“两副”牙齿，即乳牙和恒牙。当恒牙因为各种原因脱落后，就该种植牙上场了。顾名思义，种植牙就是在口腔里种上一颗牙齿，由于其舒适美观、形态逼真，在结构和功能以及外观上接近天然牙，因此又被称为“人类的第三副牙齿”。

那么，假牙是怎样“种”上的呢？

种植牙由人工牙根、基台、牙冠 3 个部件组成，种植过程分为两步。第一步，通过手术将用钛材料制成的人工牙根（种植体）“种”在缺牙区的牙槽骨内；3 ~ 6 个月后，种植体与牙槽骨牢固结合在一起。第二步，在人工牙根上安装基台，再在基台上安装人工牙冠，这样就可恢复缺失牙的功能和形态。

种植牙与传统义齿的支持和固位方式不同，义齿所受的咬合力可直接传递到牙槽骨，不但提高了义齿的固位和稳定性，而且咀嚼功能也接近天然牙，减少了对口腔其他组织和剩余天然牙的影响，深受患者喜爱。

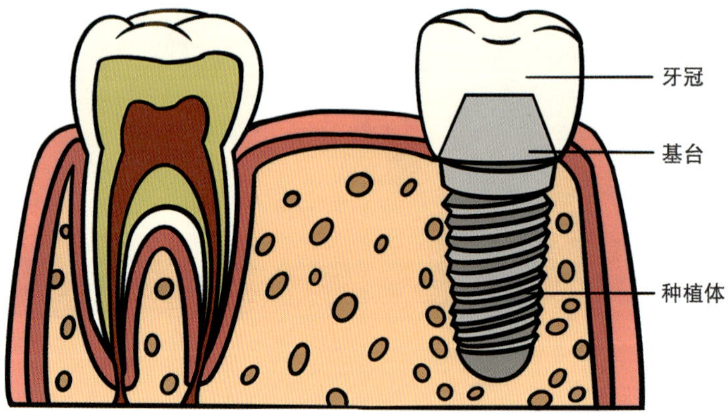

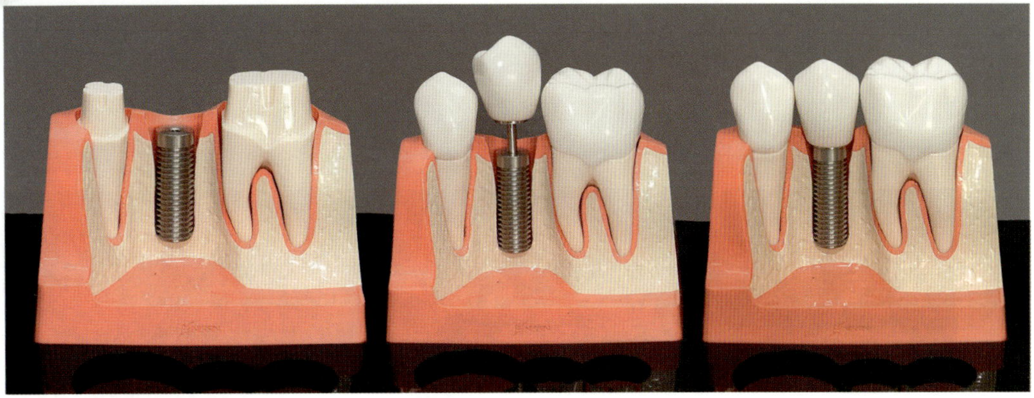

种植牙模型

既然种植牙优点如此突出，是不是每个人都可以种牙呢？

一般来说，身体健康的成年人，不论是单个牙缺失还是多个牙缺失，经临床检查条件符合者都可以做种植牙；颌骨及颜面缺损患者也可以通过种植牙来解决修复体的稳定和固位问题。但严重的全身性疾病、妊娠期、长期服用特殊药物影响凝血或伤口愈合能力等患者不宜进行牙齿种植。局部牙龈炎症以及附近牙齿的炎症都会影响种植体与牙槽骨的结合，应先治疗消除感染后方可进行种植。

种牙的时间节点也同样重要，缺牙不同，接受种植的时间点也不同。一般来讲，拔牙或牙齿缺失 3 个月以上，骨缺损处恢复，骨质较致密时就可以考虑种牙。但有些情况如仅存在少量骨缺损的患者也可进行即刻种植，能够大大简化种植牙程序。如果牙齿缺失后很长时间都不镶牙，则可能造成牙槽骨严重萎缩，必须通过植骨来增加骨量后再进行种植，既增加了手术难度和次数，又增加了费用。

所以，缺牙后要及时就医，在医生的指导下选择合适的种植时间，让您拥有“第三副牙齿”。

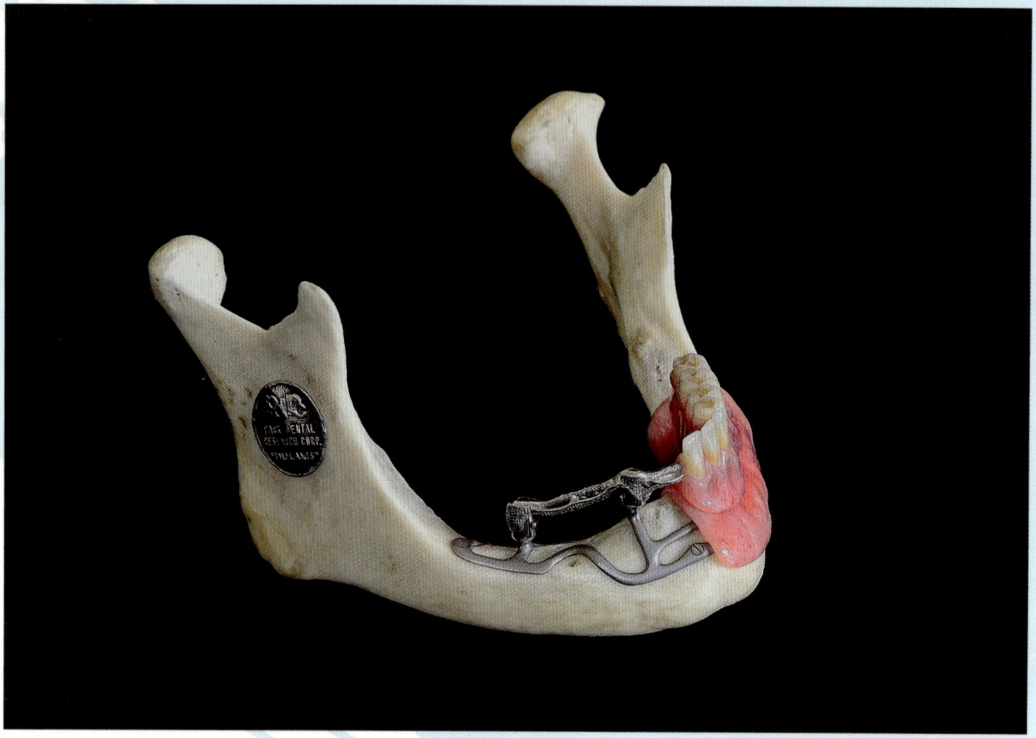

黏膜下种植体

早期不同类型种植体

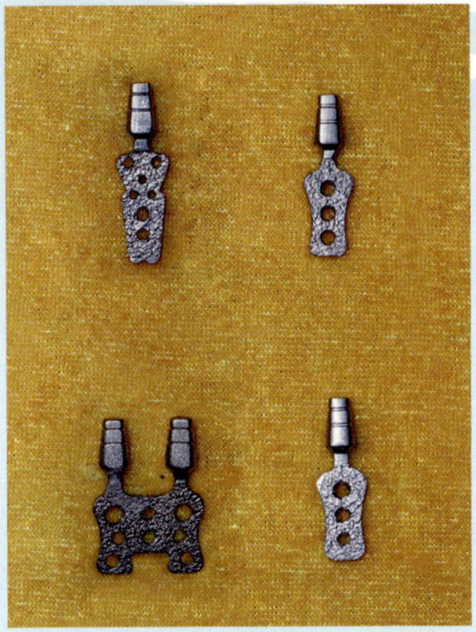

叶片状种植体

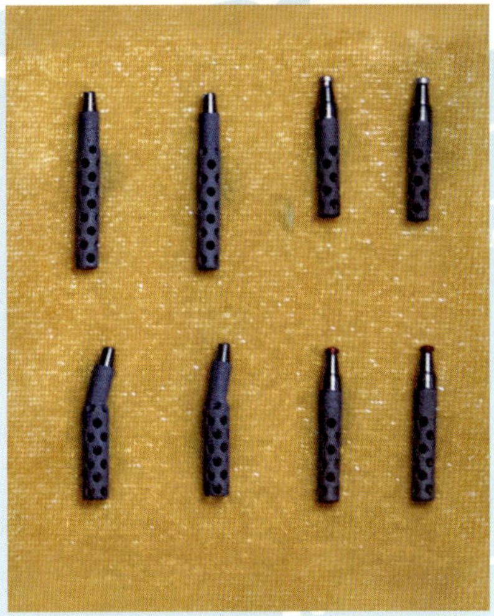

中空种植体

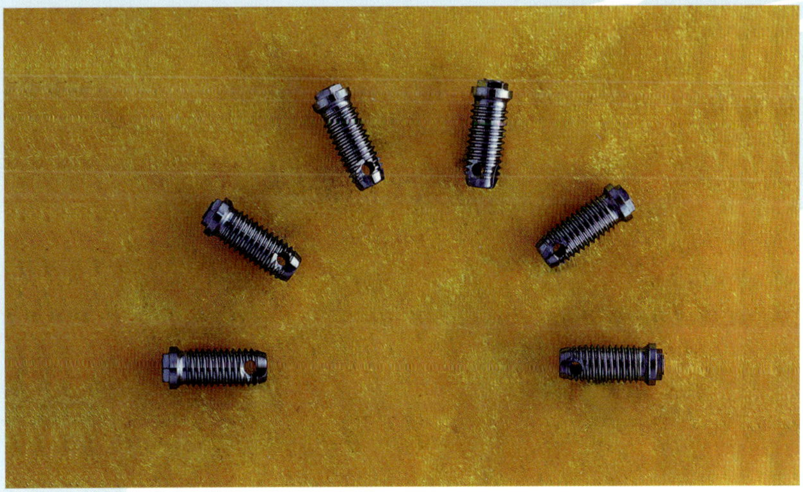

钛合金种植体

8 种完牙仍需关心

有着人类“第三副牙齿”美称的种植牙，因有人工牙根作为支持，更加稳固、舒适、耐用，很多人甚至以为可以高枕无忧用上一辈子。其实，种植牙虽然有诸多优势，但其也和天然牙一样，如果疏于保健和维护，则会出现这样那样的问题，减少其使用寿命。

那么，种植后应该注意哪些问题呢？

1. 植入人工牙根后，在拆线前不能戴临时义齿，待 7 ~ 10 天拆线后再咨询医生可否佩戴义齿。

2. 拆线后 3 ~ 6 个月要注意，不能咀嚼太硬的食物，避免影响骨结合过程，影响种植效果，这是保证种植效果非常重要的一点。

3. 镶上人工牙冠后，应该逐渐增加咀嚼食物的硬度，逐步适应不同咬合力带来的刺激。一般来讲，种植牙后 3 个月内不适宜吃过硬食物。同时，避免外力撞击，以防损伤人工牙根。

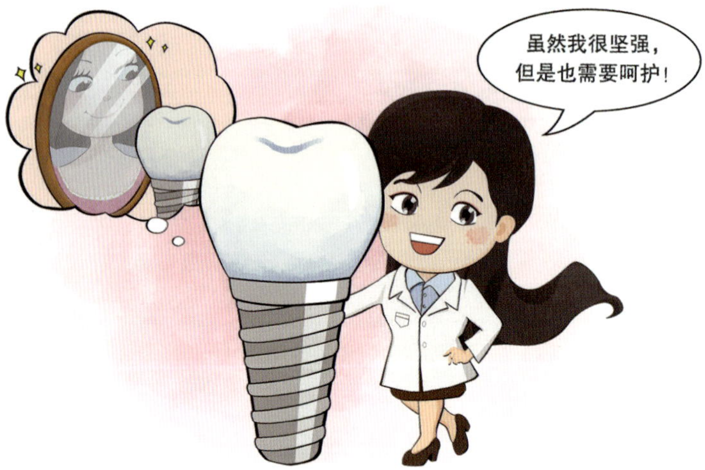

4. 维护日常口腔卫生。养成良好的口腔卫生习惯，除了早晚刷牙和饭后漱口外，还应该特别关注种植牙的卫生状况，可以使用牙线等辅助工具清洁种植牙的邻面。每 6 个月到 1 年洁牙 1 次，并杜绝吸烟；糖尿病患者应控制好血糖。

5. 定期复查。认真按医生要求定期去医院检查种植牙的连接部分是否松动，种植牙与天然牙是否出现咬合不协调等情况，如果发现异常及时纠正。

总之，种牙并非一劳永逸的事，需要我们认真维护，才能使用得更长久。

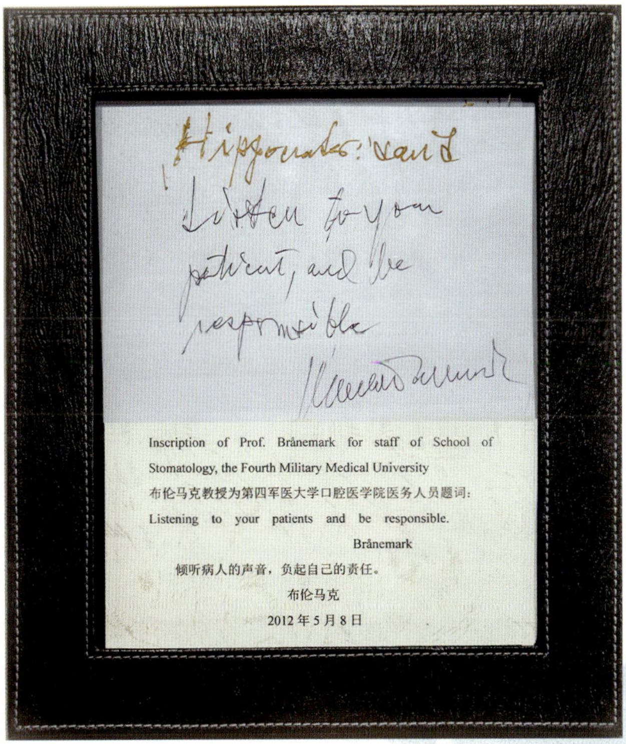

布伦马克教授题词“倾听病人的声音，负起自己的责任”（2012 年）

9 以假乱真

因肿瘤手术、意外伤害等原因造成的颌骨、耳鼻、眼睛等缺损，不但影响患者的正常生活，而且还会造成心理疾病。颌面部缺损往往难以用外科方法和自体组织进行修复，需要用树脂、硅橡胶等仿真材料制作修复体，来修复患者眼、鼻、耳缺失以及颌骨缺损等，达到恢复生理功能和外貌的目的，医学上将这种治疗技术称为颌面赝复治疗。

颌面赝复体包括颌骨赝复体和颜面赝复体两大类。颌骨赝复体主要是修复上下颌骨缺损，重建并恢复咀嚼、语言以及吞咽功能；而颜面赝复体主要是修复眼睛、耳鼻等面部软组织缺损，恢复患者容貌。

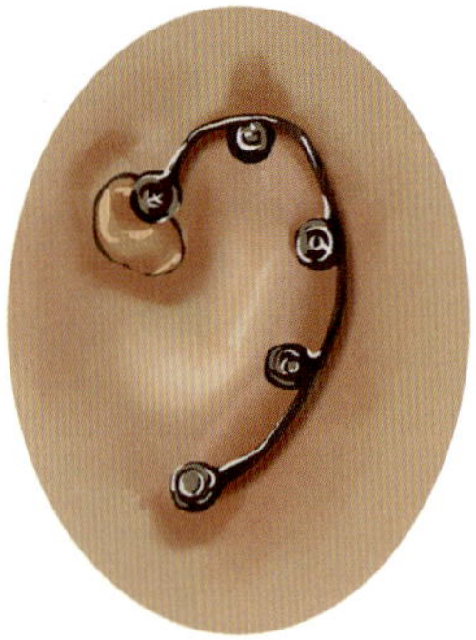

种植体固位

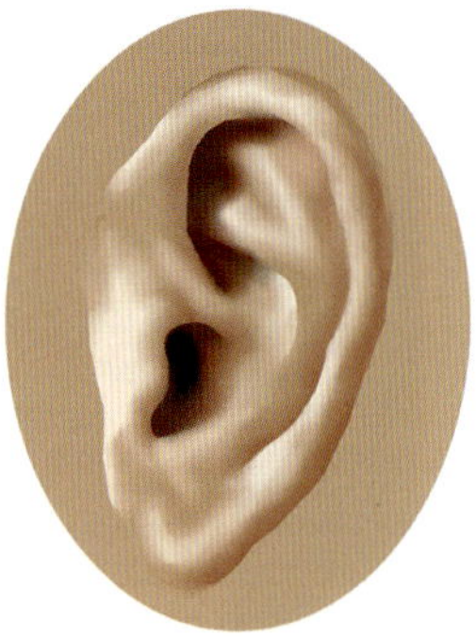

义耳修复

近年来，随着材料学和工艺学的发展，尤其是 CAD/CAM、3D 打印、种植技术、快速成型等技术不断引入口腔医学，颌面赝复治疗手段也得到了极大的丰富，赝复体的轻质、美观、舒适、安全等特性也进一步加强，能很好地恢复颌面缺损处的生理功能和外观形貌，极大提高了颌面缺损患者的生存质量和生活信心。

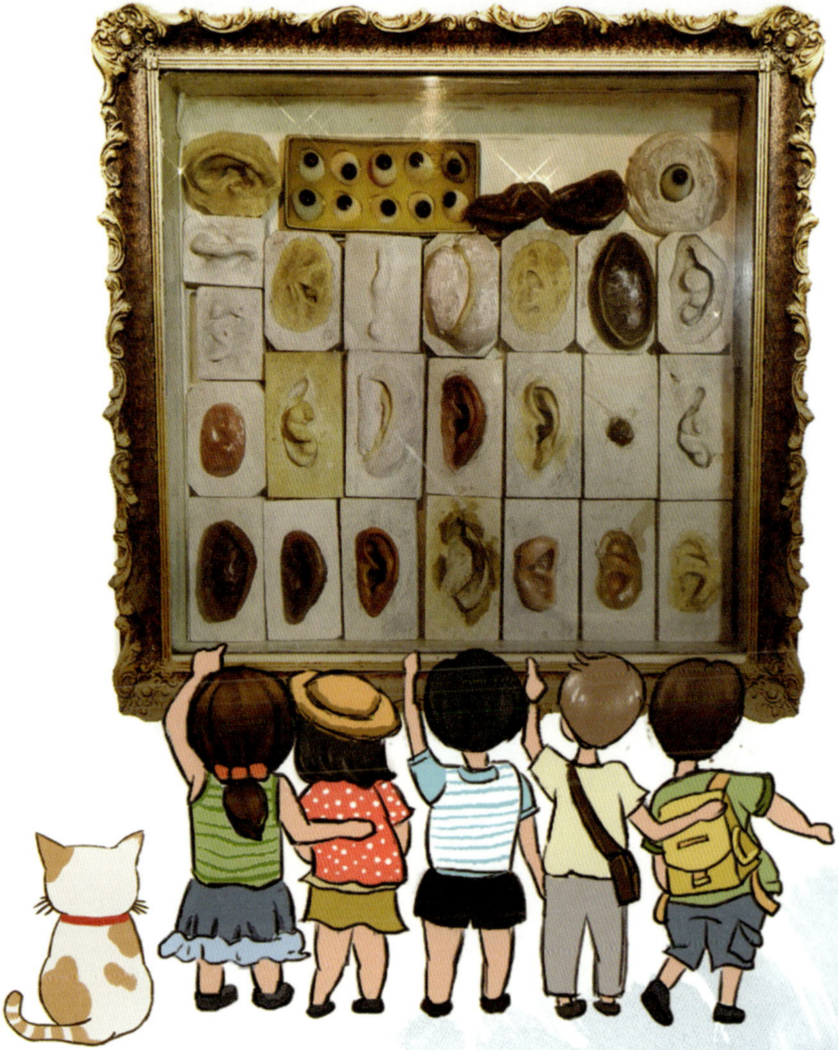

20 世纪耳、鼻、眼等赝复体石膏教学模型

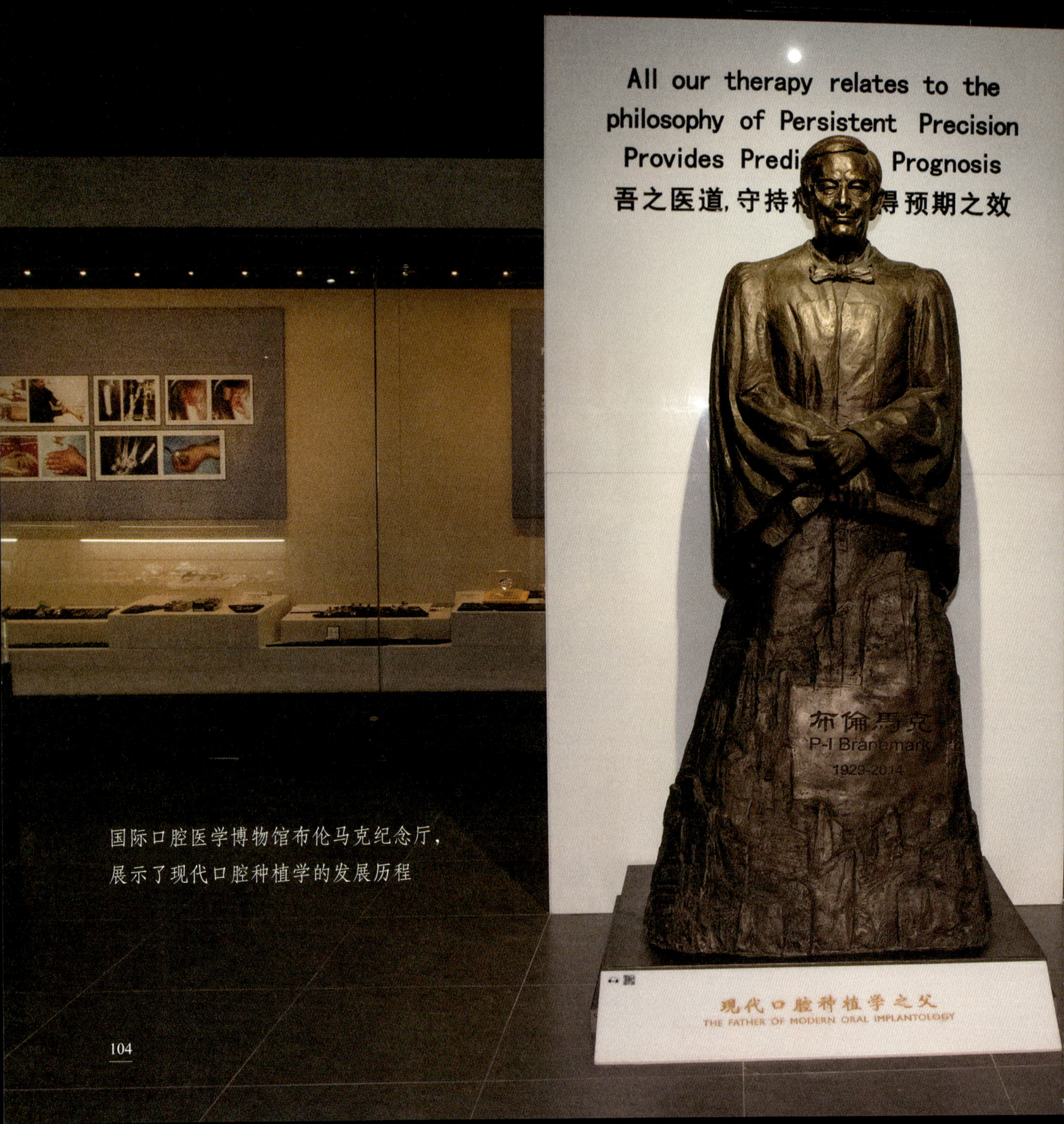
All our therapy relates to the
philosophy of Persistent Precision
Provides
Prognosis
现代口腔种植学之父
THE FATHER OF MODERN ORAL IMPLANTOLOGY

国际口腔医学博物馆布伦马克纪念厅，
展示了现代口腔种植学的发展历程

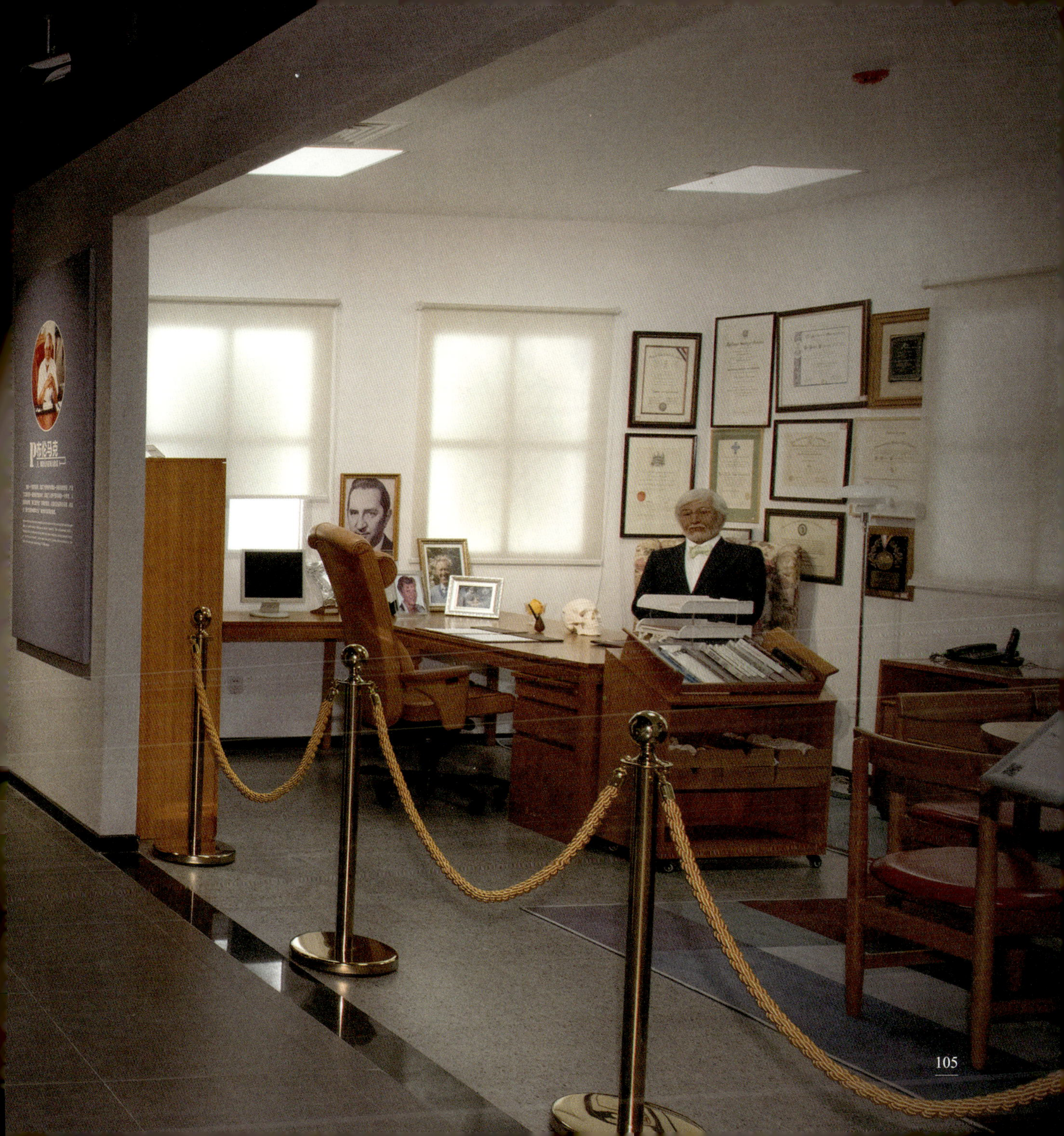

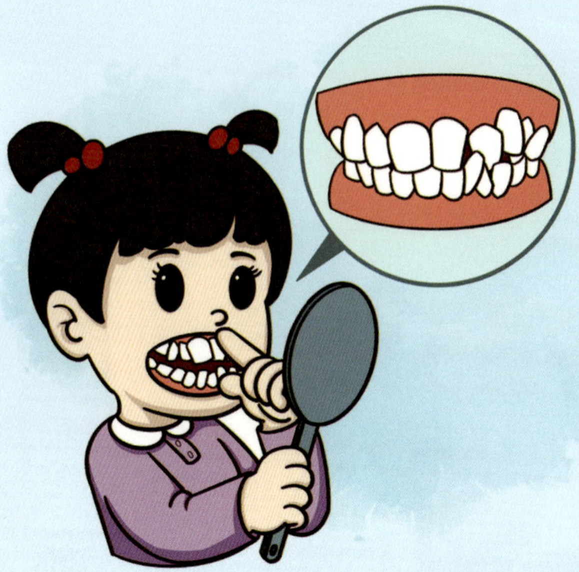

牙颌畸形是指在生长发育过程中由于先天遗传因素或后天环境影响造成的牙齿、颌骨的畸形。最常见的牙颌畸形为牙齿排列不整齐、拥挤、地包天等。随着人们生活水平的提高，越来越多的人开始关注牙颌畸形及其治疗。正畸治疗形式多样，如固定矫治器、活动矫治器、隐形矫治器等，在满足不同人群需求的同时，使牙颌畸形得到有效矫正。

第四篇

牙颌畸形

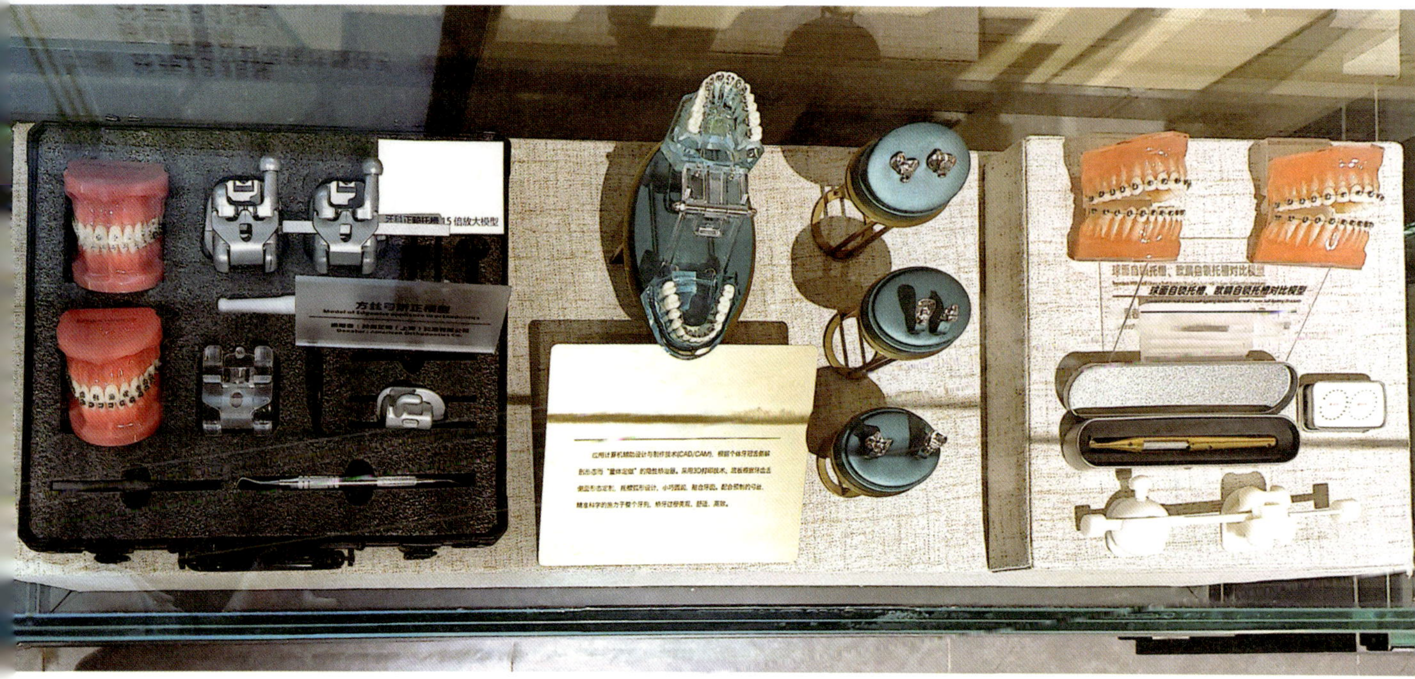

国际口腔医学博物馆临床正畸展柜

1 歪七扭八的牙齿

我们的牙齿一般都是按顺序整齐排列的，但有些人的牙齿却排列不整齐，或相互重叠，或歪七扭八，或出现“地包天”等，医学上将此称为错𬌗畸形。

错𬌗畸形是指因牙齿与颌骨颅骨间关系的不调而引起的各种畸形，包括牙性的牙齿错位和排列异常，也包括骨性的牙弓、颌骨、颅面关系的异常。错𬌗畸形不仅影响面容，而且还会影响咀嚼和发音。更为严重的是，拥挤的牙缝中易堆积食物残渣且不易清除，引发龋齿和牙周疾病。

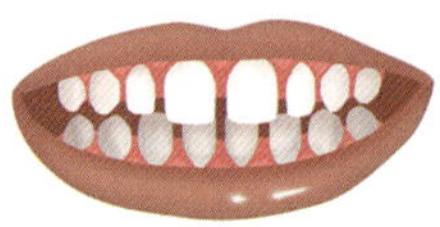

牙列稀疏

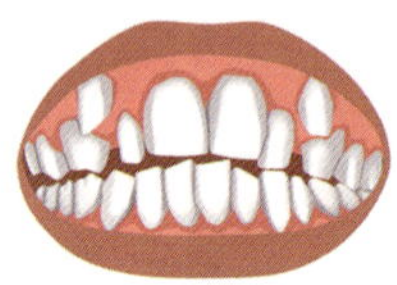

牙列拥挤

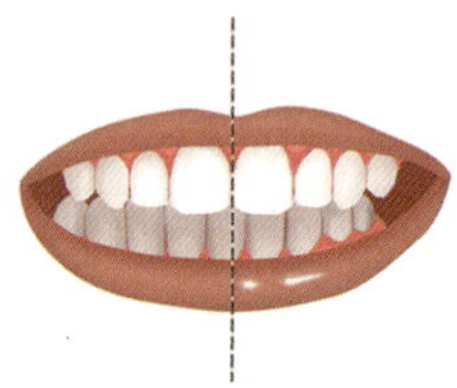

中线不齐

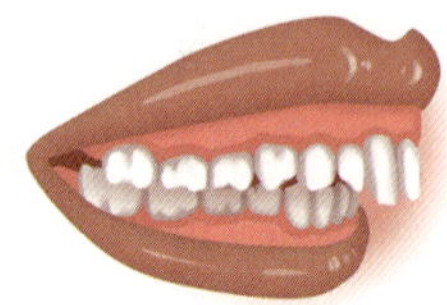

深覆盖

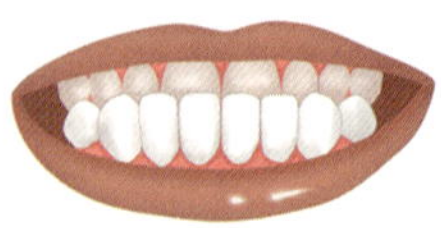

反𬌗

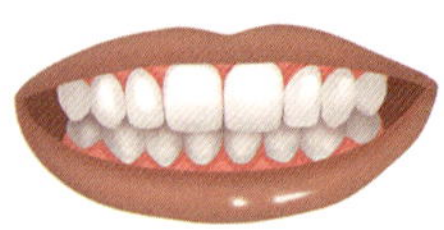

深覆𬌗

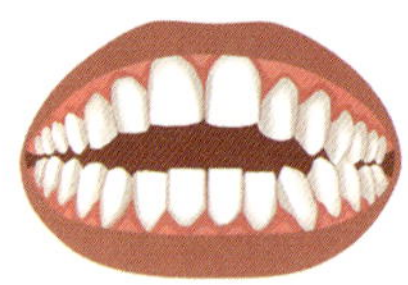

开𬌗

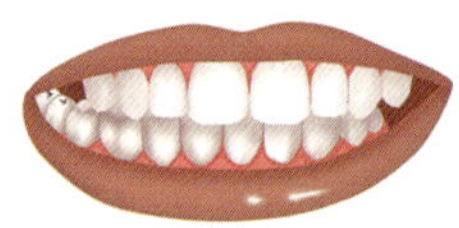

偏𬌗

错𬌗畸形发生率较高，据中华口腔医学会口腔正畸专业委员会的调查结果显示：我国错𬌗畸形发生率乳牙期为 51.84%，替牙期为 71.21%，恒牙期为 72.92%。那么，是什么原因导致了错𬌗畸形患病率居高不下呢？主要有两大因素，即先天因素和后天因素。

先天因素包括了遗传和母亲孕期的异常影响等。如果父母有错䝙畸形，孩子的颌骨发育程度、牙齿的形态和排列也会受到父母遗传的影响。此外，如果妈妈在怀孕期间有外伤、发热、药物过敏或者营养不良等，也会影响腹中胎儿的发育，造成错䝙畸形。

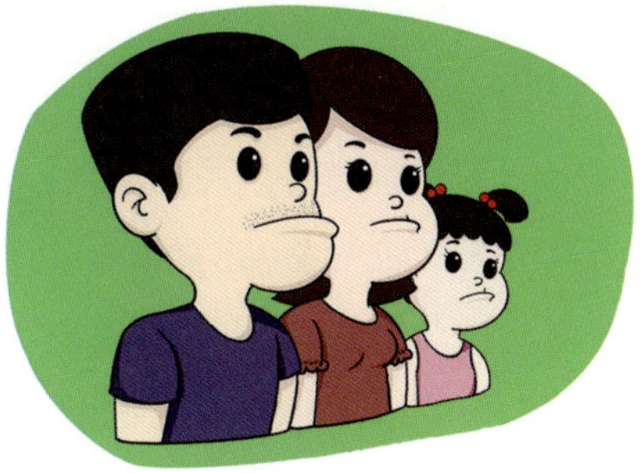

遗传因素影响

后天因素则主要有以下几点。

1. 乳牙早失或滞留 乳牙过早脱落，两侧的邻牙会向脱落牙留下的空隙倾斜移动，使恒牙只能偏斜着生长，导致牙齿排列不整齐；而到了换牙年龄乳牙迟迟不退，也会影响恒牙的正常萌出。

2. 颌骨和颞下颌关节疾病 这些疾病可导致颌骨发育异常，进而引起错䝙畸形。

3. 不良习惯 如儿童吐舌、吮吸手指、张口呼吸等，均会造成颌骨发育不良、牙弓狭窄、上颌前突、前牙开䝙等问题。这些问题需要特别引起重视，除了纠正不良习惯外，还需去医院检查孩子是否患有腺样体肥大等其他疾病。

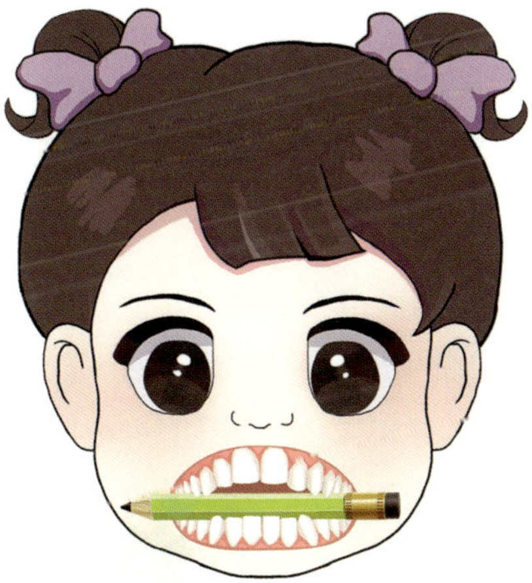

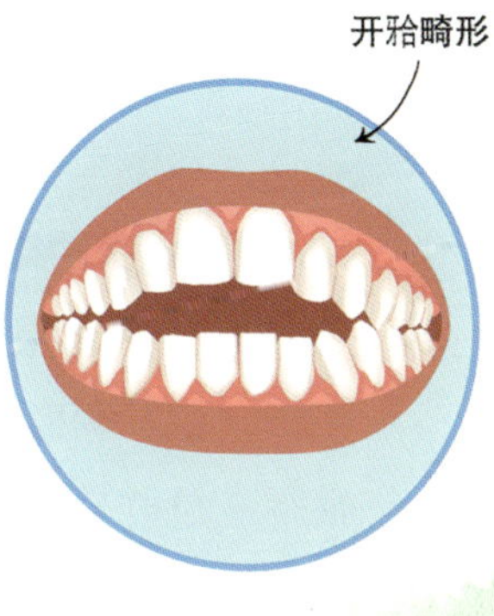

错殆畸形有什么危害呢？

1. 引起牙病　牙齿不整齐，不易清除的食物残渣容易让细菌聚集，最终形成龋齿或者牙周炎。另外，不整齐的牙齿、不良的咬合关系可能会导致咬合创伤，引发牙病。

2. 影响面容　牙齿不整齐、拥挤、重叠、外翻等均影响面容，严重者还会出现“地包天”“开唇露齿”等骨性错殆畸形，不但影响容貌美观，还会影响身心健康。

3. 干扰颌面部发育　如“地包天”（反殆），下颌牙列位于上颌牙列外侧（唇侧），妨碍上颌牙列向前发育，导致其发育不足；与此同时，上颌骨本身向前生长的力量又会顶住下颌骨，使其过分向前生长，形成一个恶性循环，进一步加重畸形，出现面中部凹陷、面下部过长的“月牙脸”面容。

4. 影响发音　“地包天”、牙缝过大等，都会引起吐字不清等发音问题；

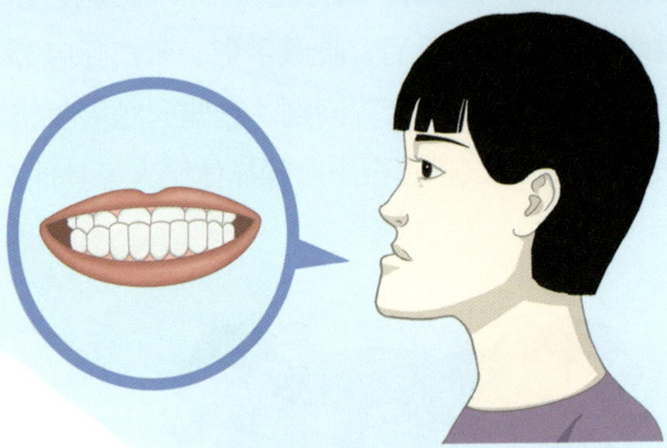

“地包天”面型

5. 危害全身健康　由于牙齿的错位，上下牙齿之间对位不好，导致咀嚼效率降低，食物无法充分研磨，加重胃肠的负担，引起消化功能紊乱，进而影响全身健康。

所以，错殆畸形引起的问题很严重，一定要及时进行矫正。

值得注意的是，在替牙期（约 6 岁开始，12、13 岁左右结束）可能有暂时性错殆表现：①上颌中切牙间常有间隙存在；②恒侧切牙暂时性错位；③牙列暂时性拥挤；

④上颌唇系带位置低；⑤前牙暂时性深覆𬌗；⑥乳牙滞留造成的错𬌗，一旦乳牙滞留问题解决，错𬌗很快可以自行纠正。这些错𬌗在发育过程中常可自行调整为正常𬌗，家长们不必担心。替牙期牙颌系统变化较大，家长们要细心观察，及时就医，由医生判断是暂时性错𬌗还是真性错𬌗。

名词解释：

牙弓：亦称牙列，位于上、下颌骨的牙齿连续排列在牙槽骨形成近似弓形的结构。

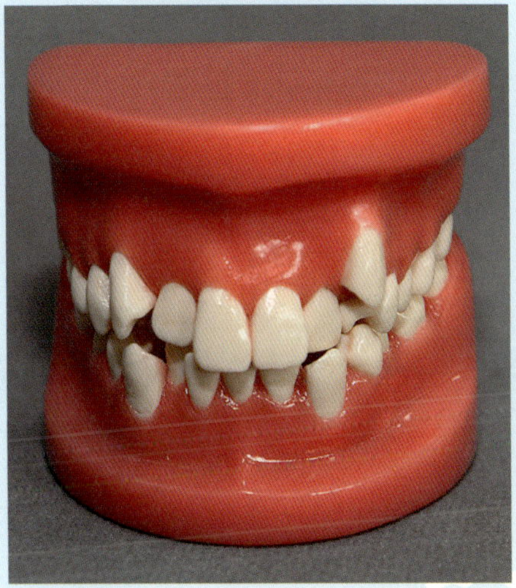

牙颌畸形治疗前模型

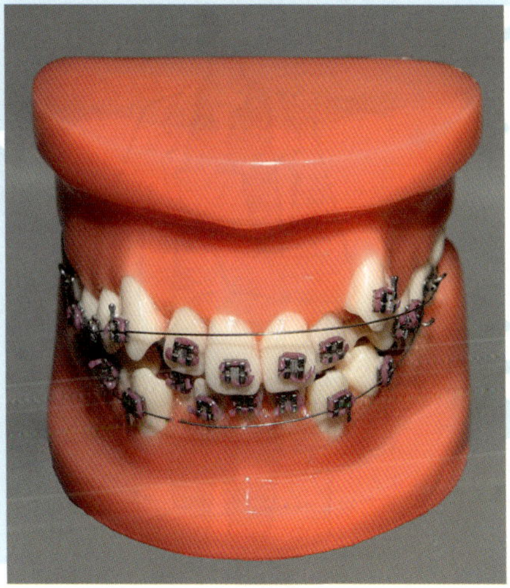

牙颌畸形治疗中模型

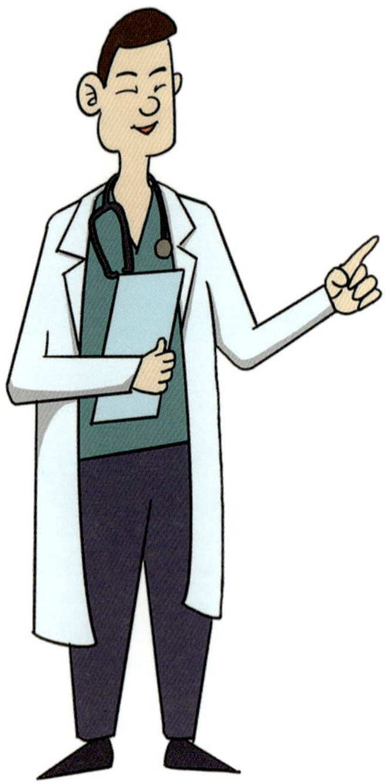

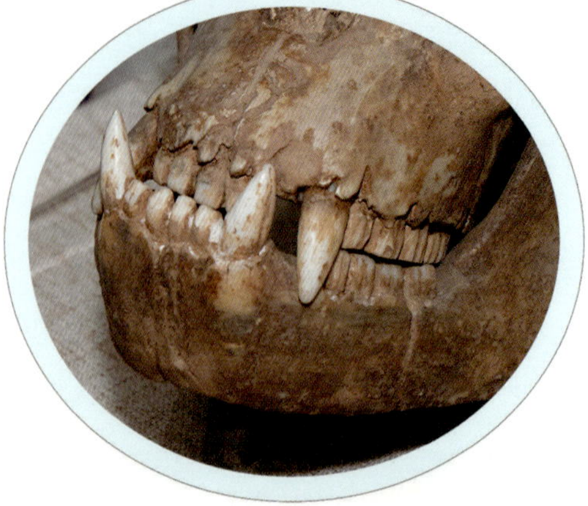

古猿牙列

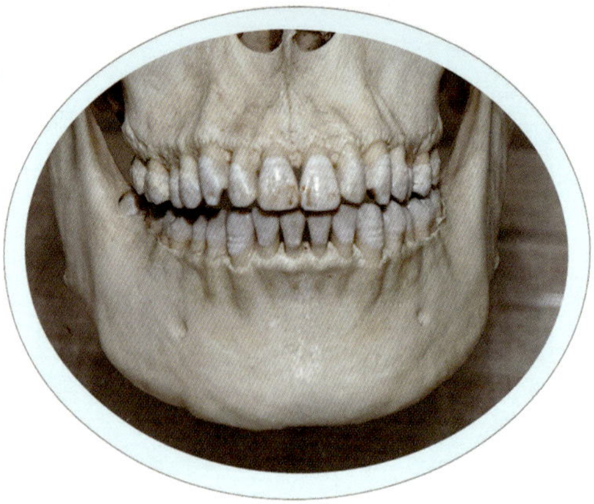

现代人牙列

南方古猿和现代人牙列。对比二者牙列可见，随着食物的精细化，人类颌骨和牙齿均在退化，而颌骨退化速度快，牙齿改变则较慢，造成颌骨大小与牙齿的体积和数量不匹配，这也是现在青少年群体牙列不齐及牙颌畸形发生的主要原因

2 啥时候矫正牙最合适

大家都知道，牙齿不整齐时需要进行正畸治疗，但什么年龄进行正畸才合适呢？成年人可以进行正畸治疗吗？

一般来说，错䊮畸形矫治的最适年龄可以分为三个阶段。

1. **乳牙期** 20 颗乳牙全部长出时期，大致为 2.5 ~ 6 岁。此时期个别牙的轻度错位一般可不矫治，若畸形影响口颌发育与正常口腔功能时，则应进行矫治。

2. **替牙期** 即乳恒牙交替期，大致为 6 ~ 12 岁。此期牙齿会产生暂时性轻微错位，一般在发育过程中可自行修正；一些严重的错䊮畸形由医生检查决定是否进行矫治。

3. **恒牙期** 即乳牙全部脱落，28 颗恒牙全部萌出时期。此时期是儿童生长高峰期，也是矫治错䊮畸形的最佳时期。在这个时期，恒牙牙根逐渐发育完成，上下牙齿的咬合关系也逐渐稳定，可以明确诊断错䊮畸形的类型，矫治完成后容易保持稳定的效果。在 15 ~ 17 岁的青少年期，生长发育仍然比较活跃，矫治效果也相对较好。但到 18 岁以后的成人期，生长发育基本完成，矫治难度加大，稳定性也不如儿童期和青少年期。

说到这里，成年的朋友是不是遗憾自己错过了最佳的矫治年龄。那么，成年人歪七扭八的牙齿还有没有救？

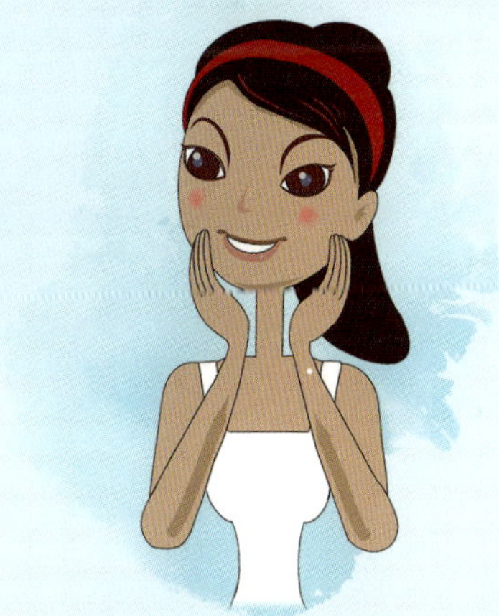

其实成年人虽然错过了最佳矫治年龄，但如果牙周健康，一般都可以进行正畸治疗，只是成人正畸与青少年有很大不同。第一，成年人由于职业因素、心理和社会需求的影响，对于美观和治疗效果等有更高的要求。第二，由于成年人生长发育已经停止，牙槽骨改建比较缓慢，牙齿移动也比较慢，治疗时间较青少年长，不适症状也更多更重，还容易复发。所以成年人正畸后佩戴保持器的时间更长，更要注意口腔卫生。第三，成年人口腔问题较青少年更多，如牙周病、龋病、不良修复体、颞下颌关节病等，所以正畸之前首先要全面检查评估牙齿情况，严格听从医生建议，才能保证疗效。

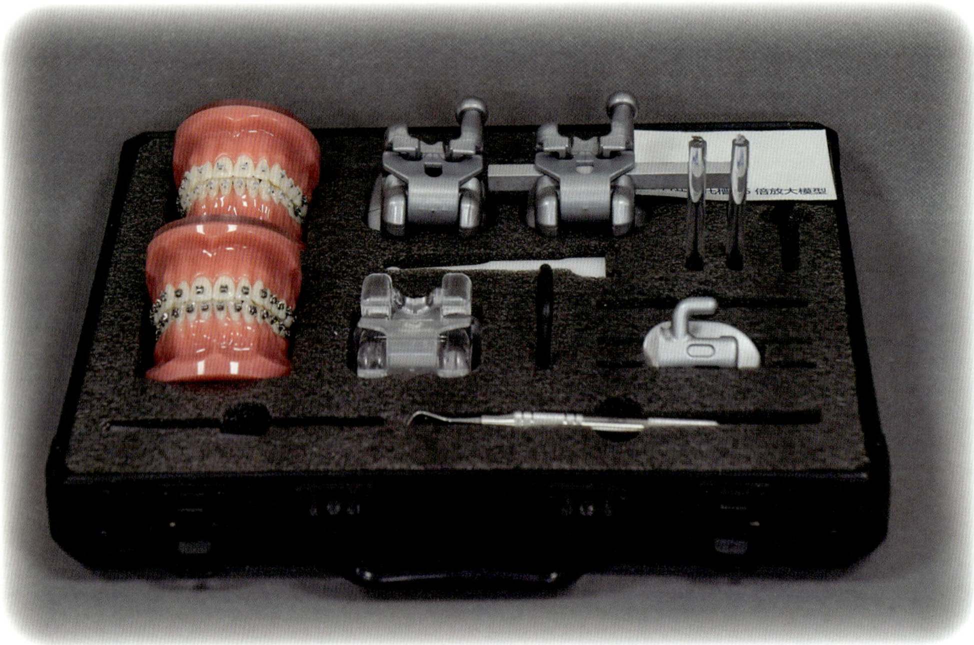

牙颌畸形方丝弓矫治模型，右侧为放大 14 倍的方丝弓矫治器

3 不好看的“地包天”

人们常说的“地包天”，也就是面部呈俗称的“月牙”状或“鞋拔子”状，是我国儿童中常见的一种错𬌗畸形，发病率可达 9% ~ 14%，不少人误认为这是天生长得“丑”。

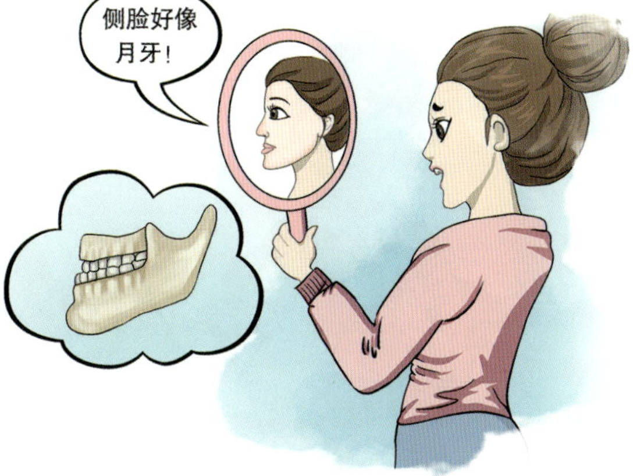

“地包天”医学上称为前牙反𬌗，即上颌前牙咬在下颌前牙舌侧。这种畸形往往伴随着面中部的凹陷和下巴伸长，严重影响患者口腔功能和面部美观，甚至造成心理问题。

既然“地包天”是一种疾病，那么，是什么原因造成的呢？

“地包天”的形成有先天和后天两方面的原因。先天因素为双亲遗传，近 50% 的患者有明显的家族性遗传倾向；先天愚型、唇腭裂、上颌恒牙缺失等也常伴有“地包天”畸形。

“地包天”形成的后天因素有很多，垂体功能亢进、佝偻病等全身性疾病，慢性扁桃体炎、腺样体肥大等呼吸道疾病，乳牙龋病引发的替牙期局部障碍，伸舌、吮指、咬上唇等不良习惯以及不正确的人工喂养方式等都会引起前牙反𬌗。

针对“地包天”的病因，预防首先应该从婴儿喂养方式入手。母乳喂养姿势应为婴儿45°的斜卧位或半卧位；采用奶瓶时，婴儿仍采用45°的斜卧位，并尽量使用与口唇外形吻合的扁形奶嘴，避免因口唇封闭不足、漏气，造成婴儿下颌被迫前伸。不能采用仰卧位的奶瓶喂奶方式，避免对上颌造成压力。另外，无论母乳还是奶瓶喂养，都不要让婴儿睡觉时含着奶嘴，以免造成下颌前伸过度，形成“地包天”畸形。

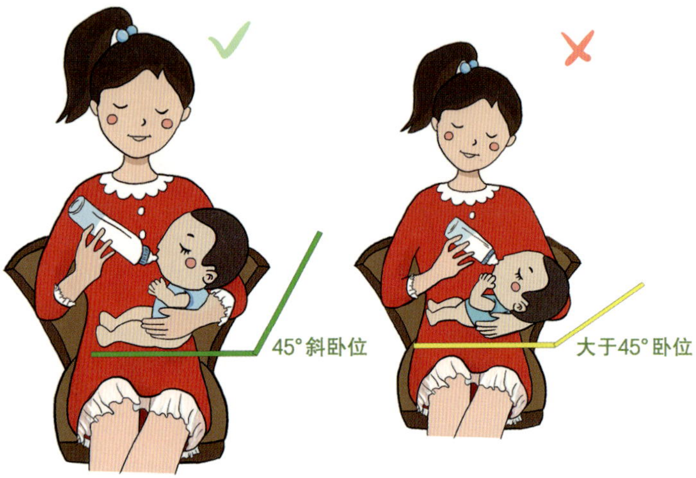

儿童如有睡觉时张口呼吸现象，要及时去医院检查是否有腺样体肥大等影响呼吸的疾病；同时，注意儿童口腔卫生，预防龋齿，并纠正吮手指等不良习惯，以免造成严重后果。

“地包天”畸形一旦形成，要尽早进行矫治。因为下前牙咬在上前牙的唇侧，对上颌形成向后的压力，阻碍面中部的生长发育，同时下颌会过度向前生长，如不及时矫治，颌骨问题会变得越来越严重。大部分的“地包天”畸形通过早期矫治都能取得比较好的效果，但也有部分颌骨问题严重者，单纯通过正畸矫治难以取得满意疗效，需要等到生长发育结束后结合正颌外科手术，才能比较好地改善患者的凹面型。

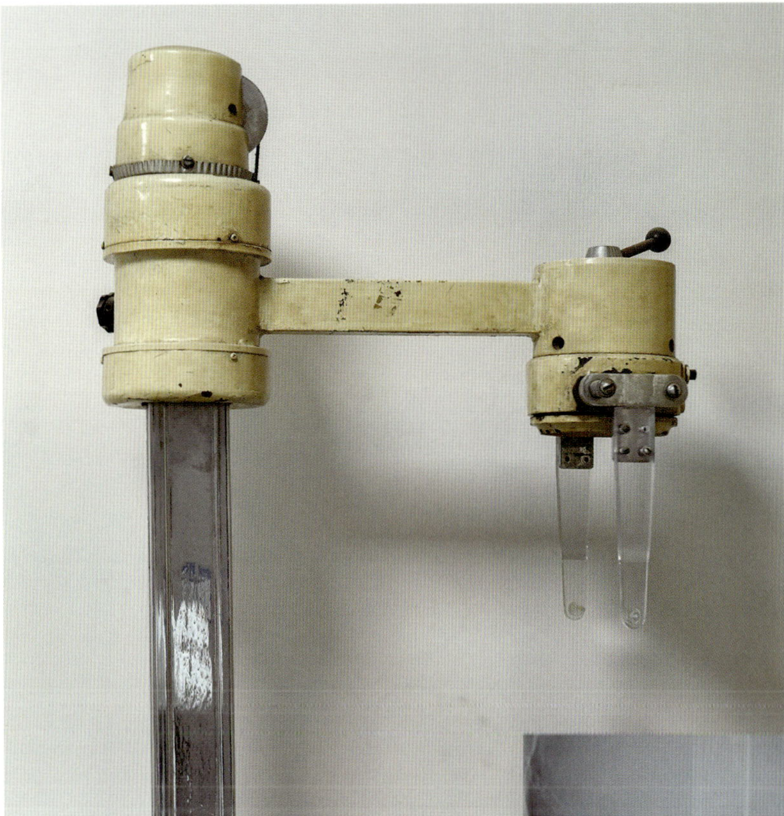

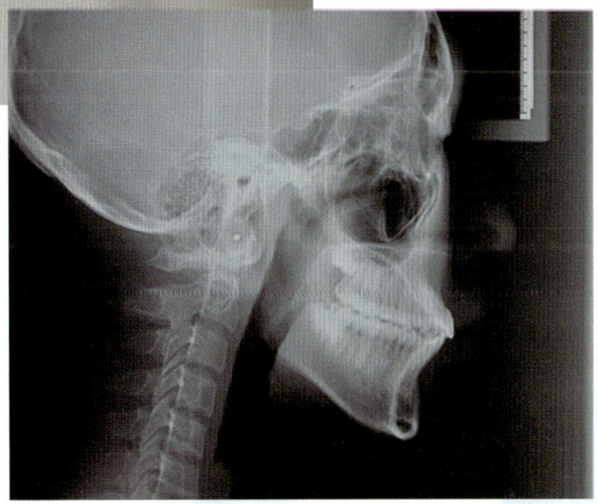

早期正畸头颅定位仪，用于拍摄头颅侧位片，为口腔诊疗提供精确的影像数据

4 矫正牙齿需要拔牙吗

在进行牙齿矫正时医生可能会建议拔掉几个牙齿，很多人都不理解，好好的牙为什么要拔掉？更有一些人因不明其中原由而导致放弃正畸治疗或错失最佳正畸时机。那么，正畸到底有没有必要拔牙呢？

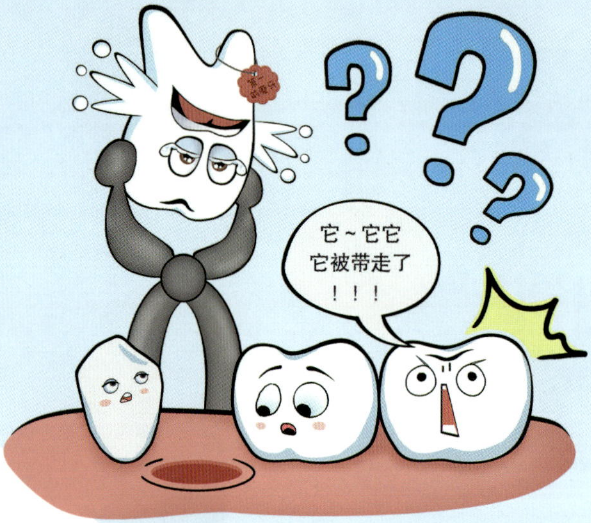

我们的牙齿是长在牙槽骨里的，正常情况下，每个牙齿都按合适的位置整齐排列在牙槽骨上。当牙槽骨发育不足，其宽度减小，要容纳正常数目和大小的牙齿，必然就会出现牙齿排列不整齐的拥挤现象；有些人牙齿虽然排列比较整齐，但却牙齿前突，影响侧面容貌。要纠正这些错殆畸形，取得良好的正畸效果，必须有“舍”才有“得”，即拔掉几个对咀嚼功能和面容影响小的牙齿来换取一点宝贵的空隙，让其他有更强功能的牙齿得以整齐排列。

正畸拔牙是非常慎重的，医生会根据患者情况制订详细的诊治方案。首先要拔除占据正常牙位置的多生牙；其次，赖着不退的乳牙也要拔掉，因为乳牙占据着恒牙的位置，阻碍恒牙的萌出，或者使恒牙萌出后的位置不正；再者，为解决牙齿拥挤，有时也要将位置正常的健康牙拔掉。此外，还有一些影响正畸治疗的阻生牙、异位牙或无法保留的病损牙，医生也会在矫正前建议拔除。

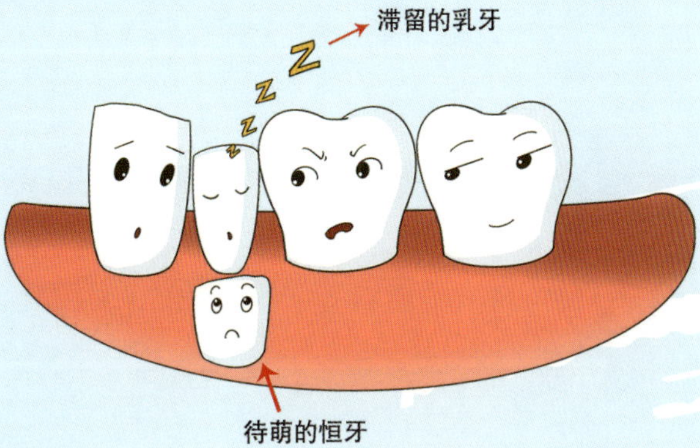

正畸需要拔除的健康牙，一般是第一或第二双尖牙（也称前磨牙，位于尖牙即虎牙的后方），因为这两颗牙与其他牙相比，咀嚼功能较弱，拔掉后也不影响美观，大家完全不用惧怕。

在拔牙矫治前，医生会经过周密思考，只有牙槽骨明显发育不足或牙列中、重度拥挤，用其他正畸方法无效时才使用拔牙矫正。与牙列畸形带来的危害相比，拔牙矫治对身体的影响利大于弊，大家尽可放心。

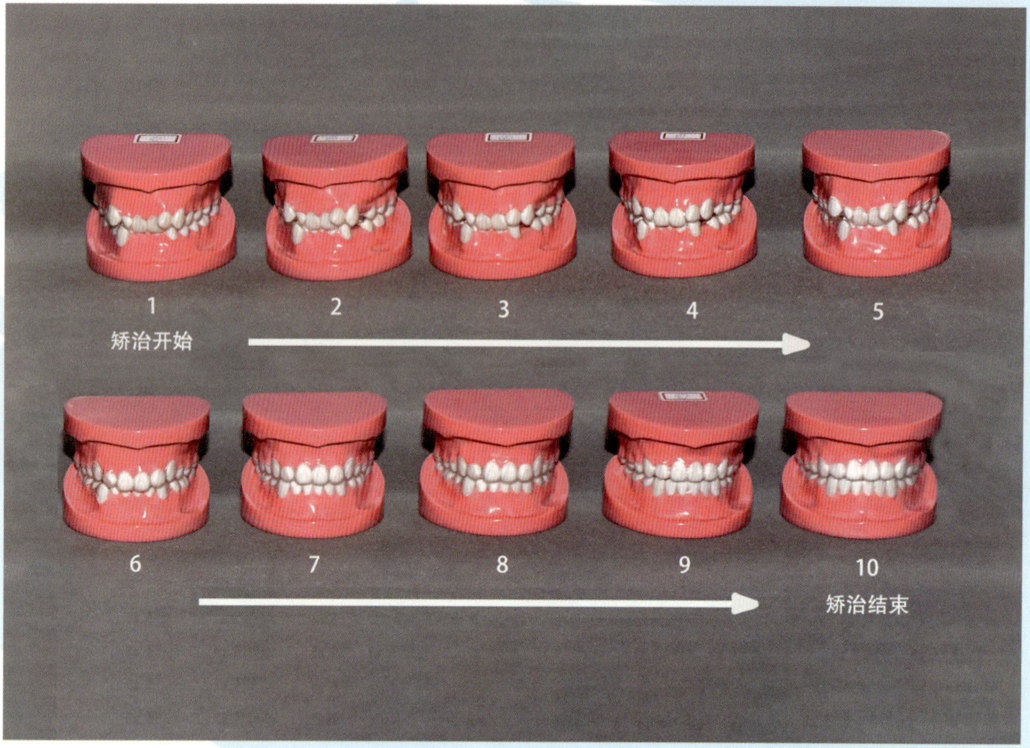

计算机隐形矫治模型

牙科艺术品——有拔牙浮雕的锡勺

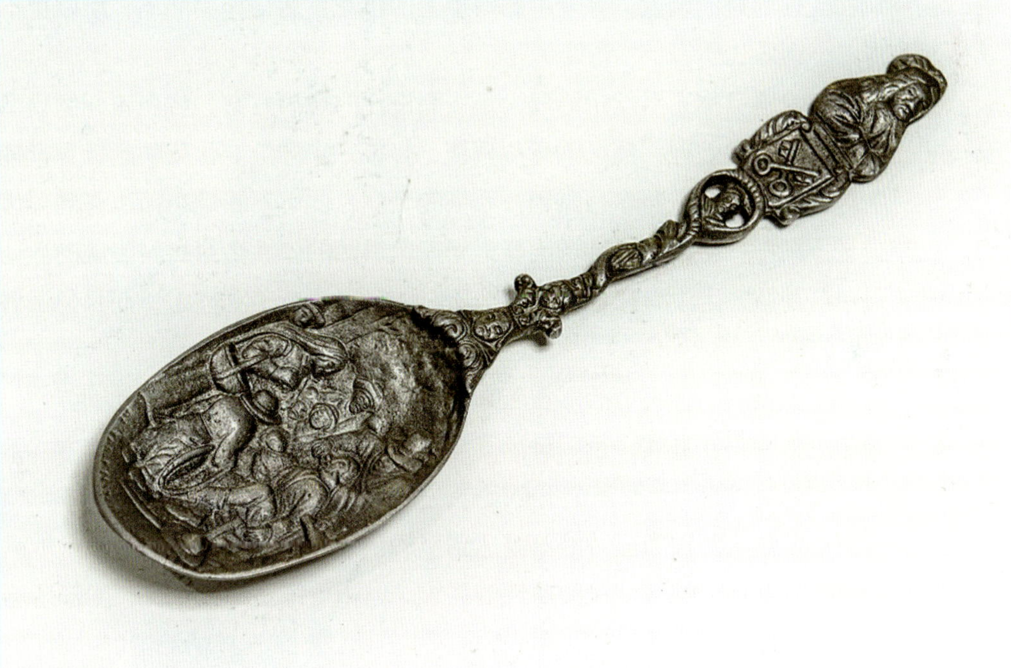

5 看不见的矫治器

戴上矫治器的孩子，一张口就可看见满嘴的“小钢牙”，特别影响美观，而隐形矫治给爱美的患者带来了福音。患者可以戴用唇侧牙面上没有钢丝和托槽的矫治器进行牙齿矫正，美观性好，因而称之为隐形矫治，也叫作美观矫治。

隐形矫治器分为两大类，即舌侧矫治器和透明矫治器。

舌侧隐形矫治器则是应用 CAD/CAM（计算机辅助设计 / 计算机辅助制造）技术，以及激光三维扫描、三维建模完成托槽的设计。由于托槽、弓丝均在牙齿的舌侧，牙齿唇颊面无任何矫治装置，完全不妨碍患者的日常生活与社会活动，所以也不用担心被称作“小钢牙”。

透明矫治器又称无弓丝矫治器，是按照设计的矫治方案，将患者牙颌模型在计算机上进行三维图像处理和精细的牙位调整，将每一步牙位变化反映到计算机辅助制作的透明牙套上。患者按照序号戴用一系列的牙套，便可不断地小范围移动牙齿，最终使错位牙逐渐排列整齐。这种矫治器是用无色透明的弹性塑料材料制成的活动矫牙装置，可自行摘戴，因没有托槽和弓丝，所以能满足患者美观需求，而且易于清洁，更加卫生、方便。

也许有人要问，透明矫治器看起来很薄，不像钢丝那样有强大的回弹力，能起到矫正牙齿的作用吗？其实，透明矫治器与传统的钢丝矫治区别在于施力方式不同，治疗效果是完全相同的，大家完全不必担心。

透明和舌侧这两种隐形矫治器既达到了矫正牙齿的效果，同时也极大地满足了患者对矫治器美观性、隐蔽性和便捷性的需求。但和传统矫治器相比，隐形矫治的适应证有所限制，其费用也更高，患者可根据医生的建议酌情选择矫治器。

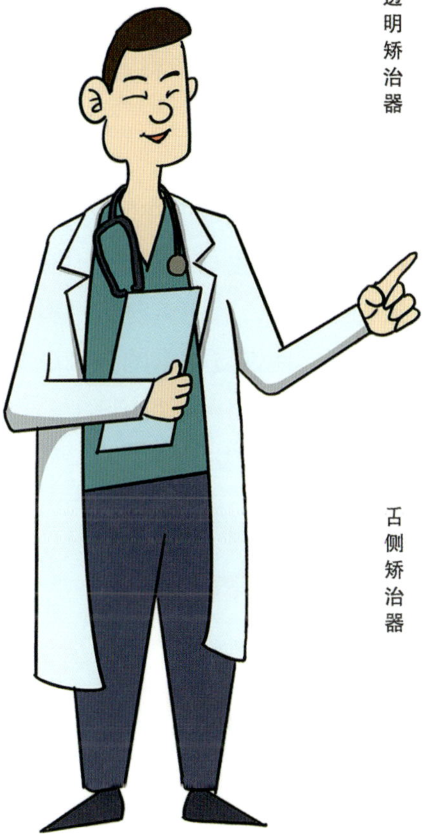

透明矫治器

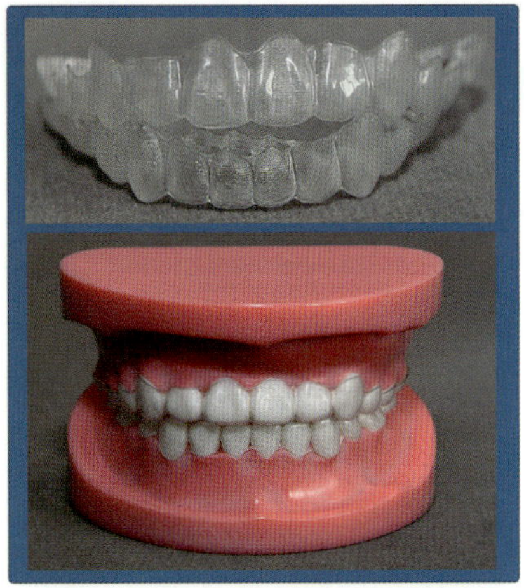

舌侧矫治器

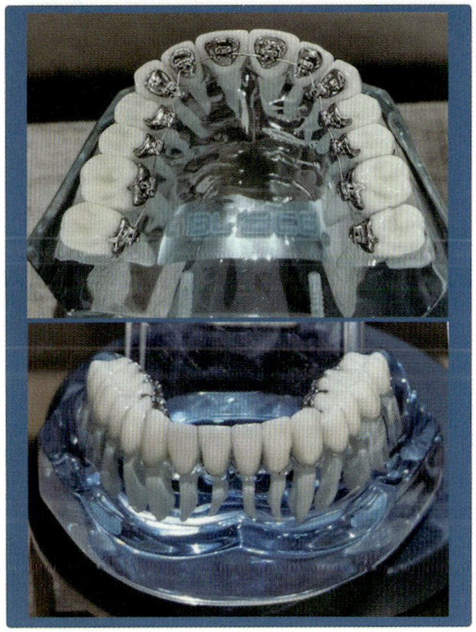

隐形矫治器

6 矫正完牙齿要“保持”

歪七扭八的牙齿经过矫正后，排列整齐了，面容也改善了，患者往往觉得治疗结束了。但此时，医生仍然要求患者继续佩戴保持器。由于正畸疗程长，患者结束治疗的愿望迫切，加之对保持器的作用缺乏了解，以至于很多患者不愿意佩戴保持器，即使佩戴了，也是“三天打鱼、两天晒网”，影响矫正效果。

那么，保持器能起什么重要作用呢？

简单来讲，保持器的作用是保持正畸疗效。牙颌畸形在形成过程中，口腔各部分肌肉、牙周膜纤维等都随着畸形而发生改变，并产生与畸形相适应的肌力平衡以及牙周膜力平衡。正畸矫治后，虽然牙齿排列整齐了，但肌肉与牙周膜的改造还往往落后。因此，在矫治完成后，必须戴上保持器，使恢复正常的牙颌形态保持一定的时间，等待肌肉、牙周膜、牙槽骨在新的形态与位置上逐渐得到改造，产生新的肌力平衡及牙周膜力平衡，才能巩固矫治疗效，防止畸形复发。

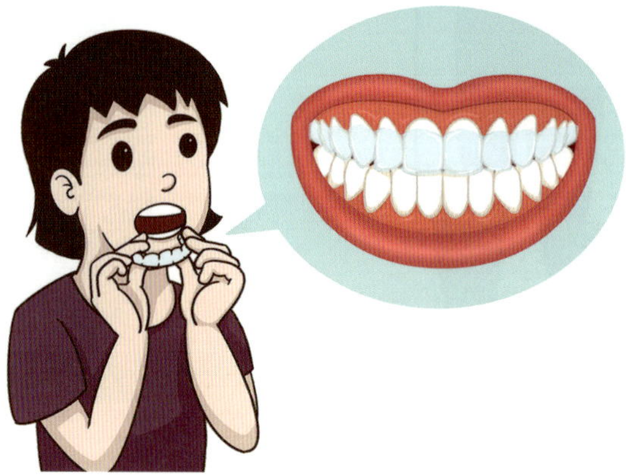

另外，畸形虽然矫治好了，但不良习惯尚未破除，第三恒磨牙未萌出，牙与牙的不良接触等因素也会造成畸形复发。鉴于此，必须佩戴保持器以防止畸形复发。保持器佩戴时间一般为 1 ~ 2 年，个别患者佩戴时间可能更长，具体佩戴时间需要听从医生建议。

千辛万苦换来的矫正成果可不能因不戴保持器而丧失，一定要遵医嘱坚持佩戴矫治器，才能取得良好持久的矫治效果。

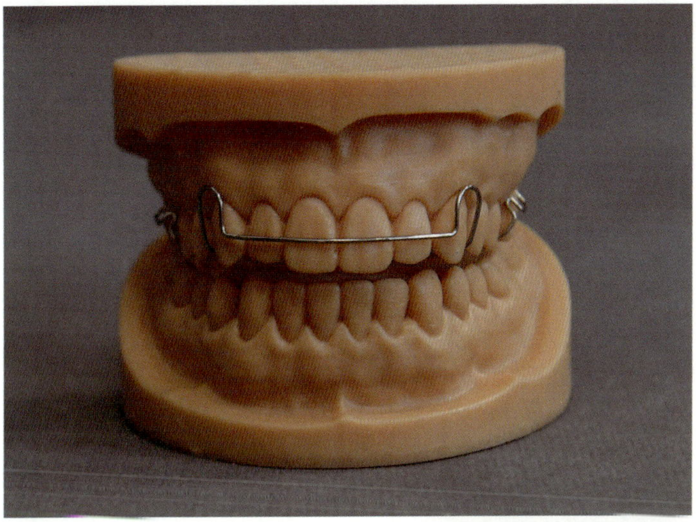

金属保持器

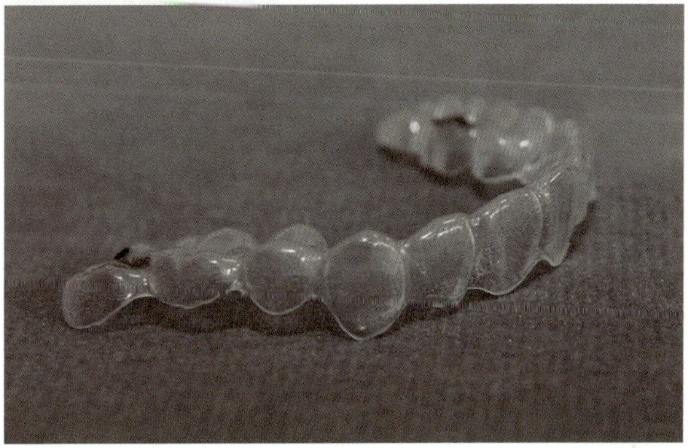

树脂隐形保持器

正畸保持器，用于保持牙齿在正畸治疗后的新位置，防止其回弹

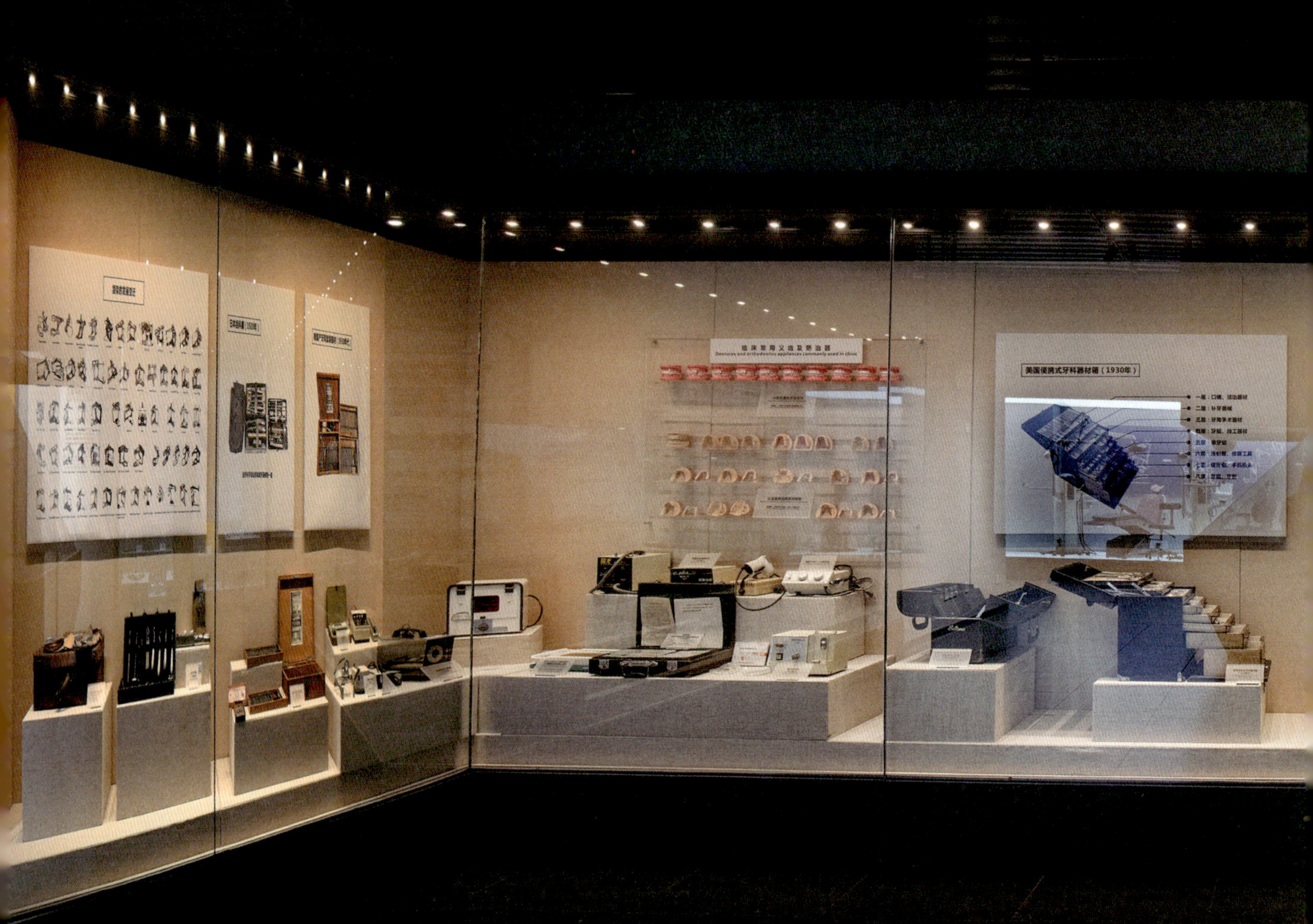
临床常用义齿及矫治器
Dentures and orthodontics appliances commonly used in clinic
美国便携式牙科器材箱（1930年）

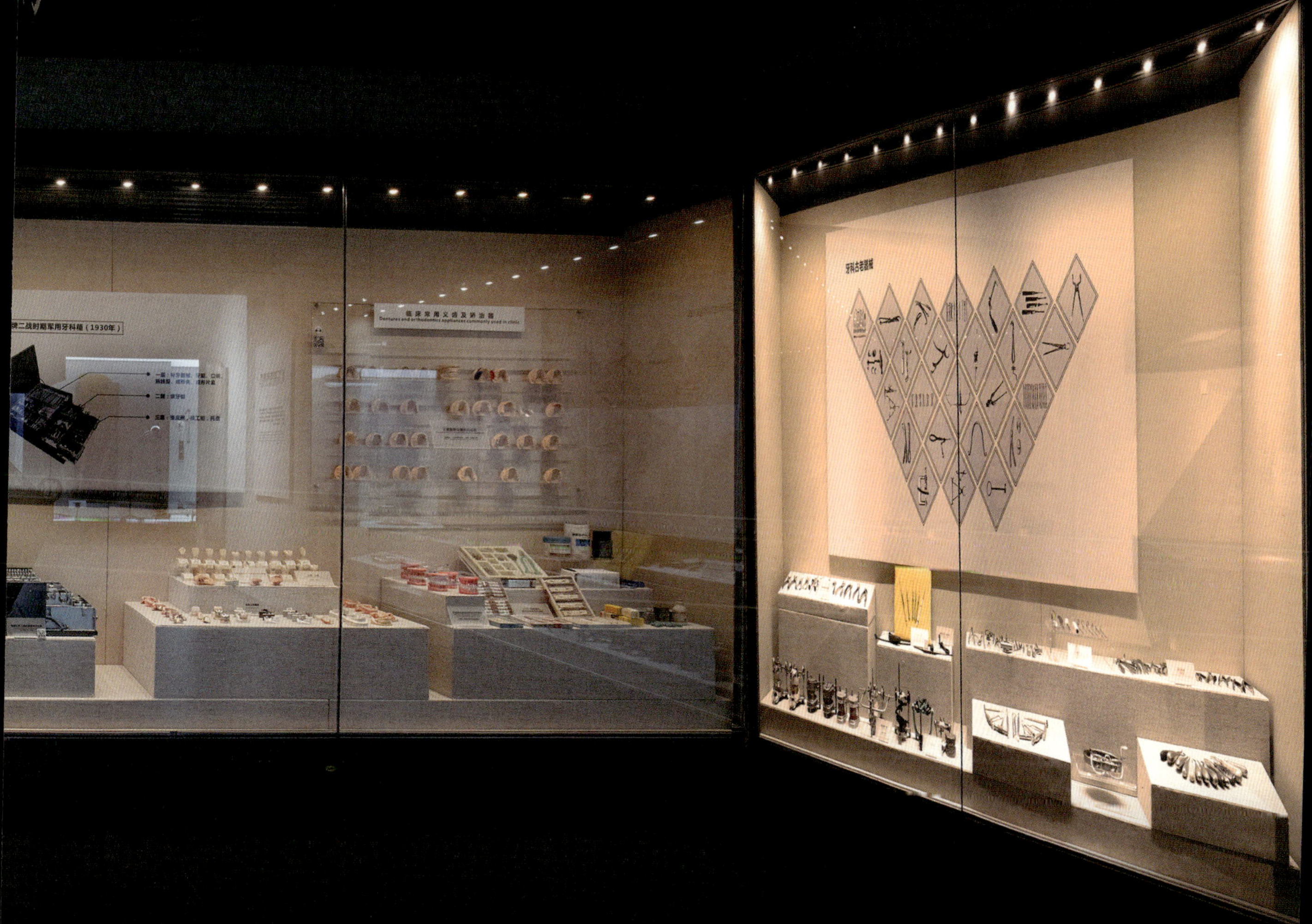

国际口腔医学博物馆口腔临床医疗展区，展示有百余年来正畸、义齿修复等口腔临床器材，印证了口腔医疗器材发展对口腔医学进步的巨大推动作用

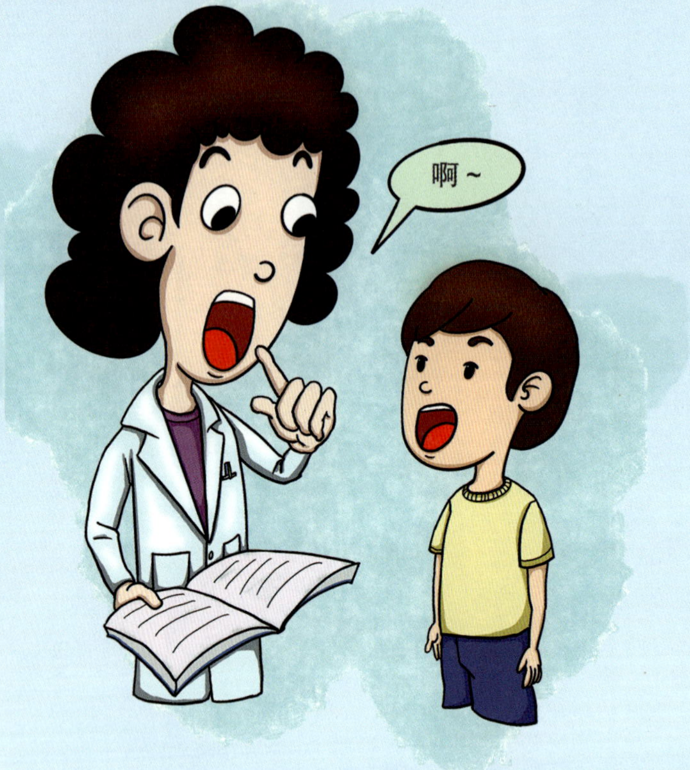

颌面部承担着咀嚼、语言、吞咽、表情等复杂的生理功能，同时，颌面部形成的容貌特征是我们整体形象的主要影响因素。颌面部也由于其骨骼肌肉分布复杂、血运丰富，又是与外界相通的有菌开放环境，易于感染，导致多种疾病的发生。因此，口腔颌面部的健康对人体有重大意义，了解颌面部的健康知识有助于我们防患于未然。

第五篇

口腔外科疾病

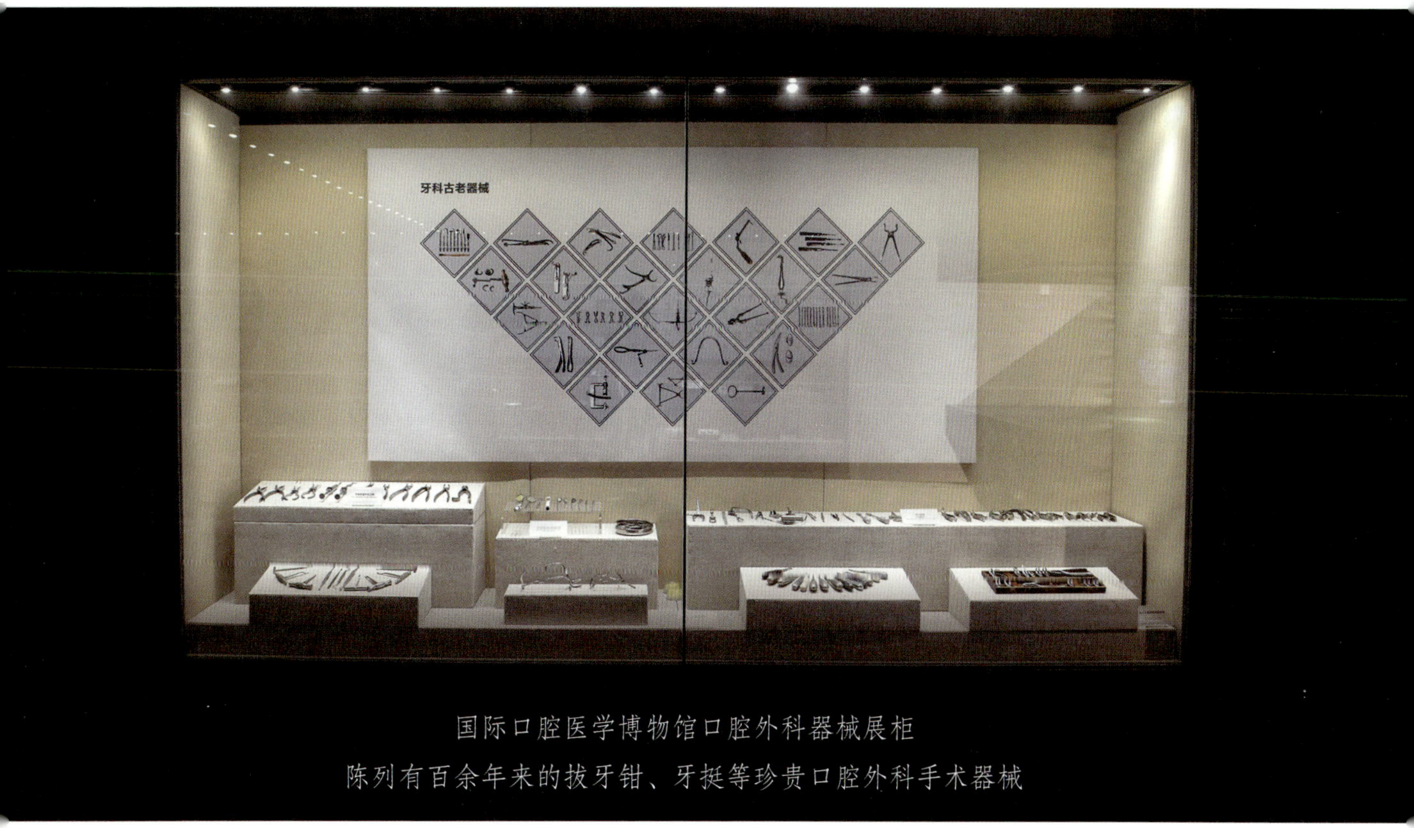

国际口腔医学博物馆口腔外科器械展柜

陈列有百余年来的拔牙钳、牙挺等珍贵口腔外科手术器械

1 不得不拔的牙齿

提到拔牙，人们总是感到恐惧，为了不拔牙而讳疾忌医也大有人在。那么，到底哪些牙齿应拔除呢？该拔的牙不拔会有哪些危害呢？

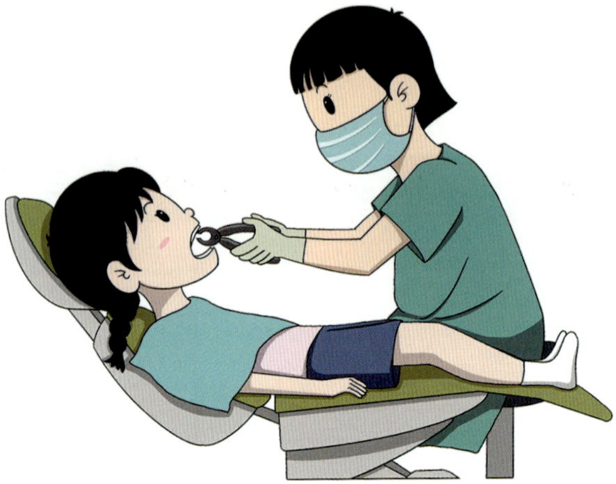

一般来说，牙病早治，牙齿都能得以保留。但出现以下情况一般需要拔牙。①牙齿龋坏面积过大，失去保留价值，如不拔除，会造成牙槽骨吸收，影响镶牙；②严重牙周疾病，牙齿松动明显，影响咀嚼以及邻牙；③因外伤折裂而无法治愈；④影响恒牙萌出的乳牙；⑤影响正常牙的萌出或造成牙齿拥挤的多生牙；⑥阻生智齿，以及因正畸治疗需要拔除的牙齿。

该拔的牙齿一定要拔，不然会带来牙槽骨吸收、牙列拥挤、健康牙受损等更严重的口腔问题。具体需不需要拔牙，哪些牙需要拔，应该由口腔医生决定。

拔牙一般来说痛苦不大，现在拔牙技术十分成熟，完全不必害怕。但有些人拔牙需要慎重，应根据个体情况选择拔牙时间，并到有应急处理能力的医院就诊，切勿向医生隐瞒病情，以免造成严重后果。

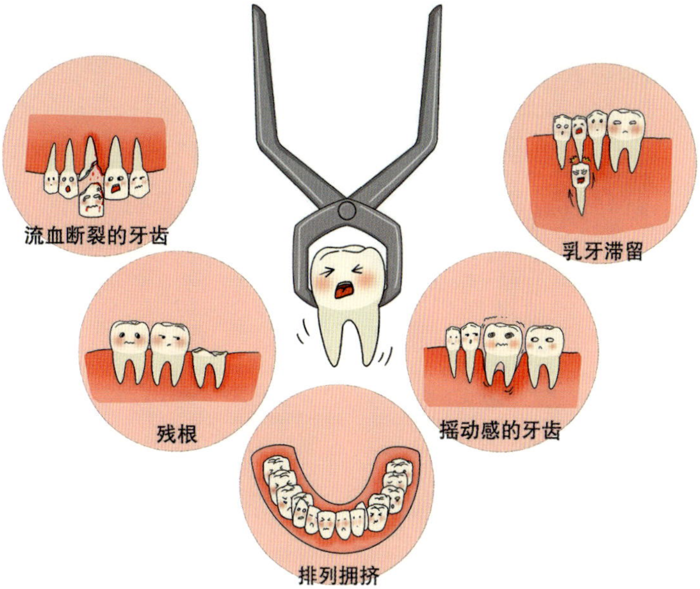

如有以下情况，拔牙应尤为注意。

1. 高血压、心脏病患者慎重拔牙，应选择病情稳定期在心电监护下拔牙。

2. 糖尿病患者拔牙创易感染，应控制好血糖，并在拔牙前后用抗生素控制感染。

3. 血液病患者尽量不拔牙。血友病、白血病等患者拔牙后常会血流不止，甚至有生命危险。

4. 肝、肾病活动期不宜拔牙，可在肝肾功能好转后拔牙。

5. 甲状腺功能亢进患者拔牙要慎重，以免因感染、焦虑等引起甲状腺危象，危及生命安全。

6. 妊娠期拔牙要慎重。孕 3 个月内拔牙可能引起流产，孕 6 个月后拔牙可能引起早产，如需拔牙可在妊娠 4 ~ 6 个月时进行相对比较安全。

7. 肿瘤患者需在医生指导下确定拔牙时间。

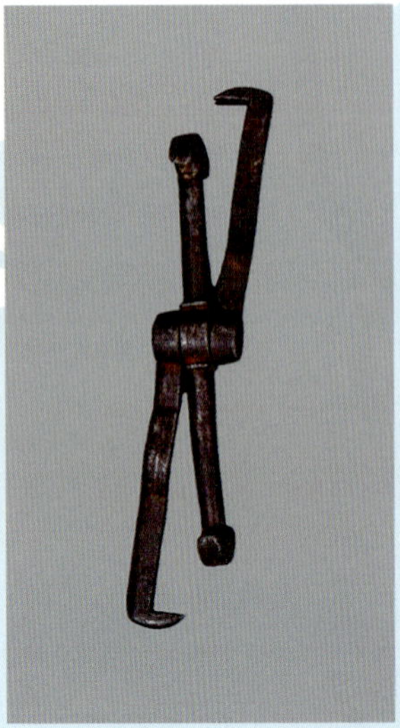

法国鹈鹕拔牙钳

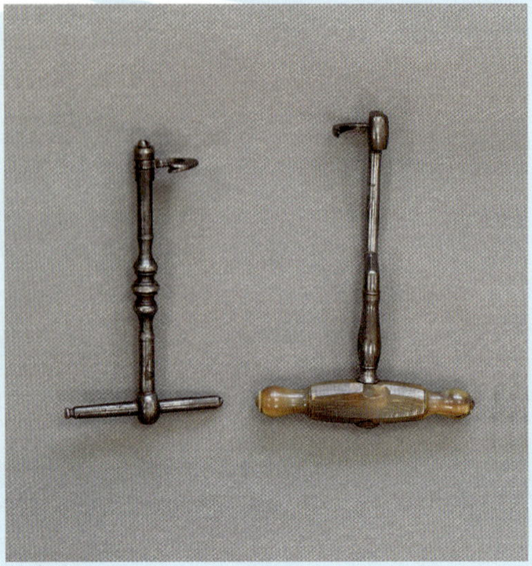

美国牙钥

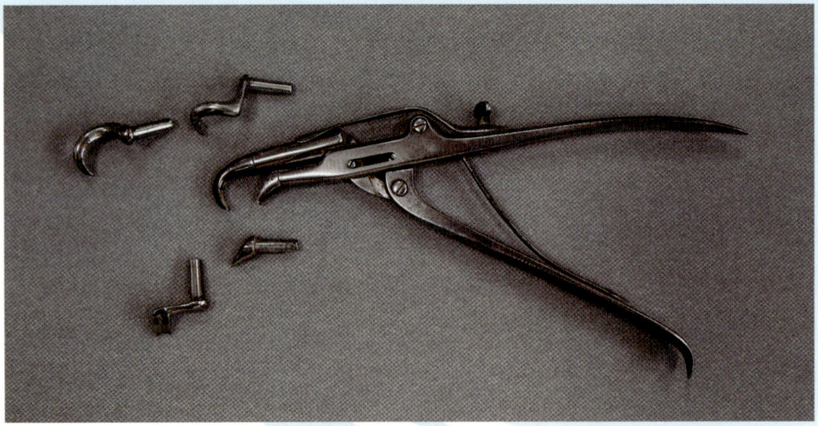

法国组合式拔牙钳

19 世纪不同类型拔牙器械

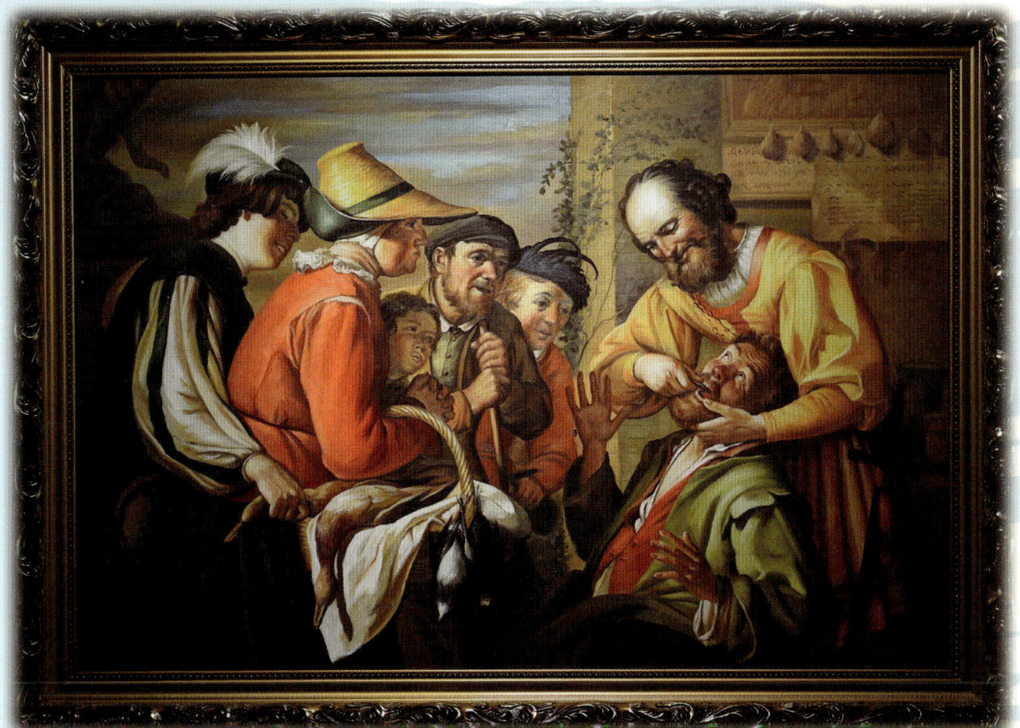

油画《拔牙》

2 令人烦恼的智齿

人类的第三磨牙一般在 18 岁左右开始萌出，这个时候的成年人已经有了很多智慧，所以第三磨牙被称为智齿。很多人认识智齿不是因为智慧，而是智齿带来的疼痛，即智齿冠周炎。

想了解冠周炎，就需先知道什么是智齿阻生，这就要从我们的祖先讲起。在几百万年以前，我们的祖先为了咀嚼粗硬的食物，有宽大的颌骨和 32 颗粗大的牙齿。随着人类的进化，食物越来越细软，咀嚼功能也随之减退，磨牙也逐步退化，有些人不再长智齿或只长 1 颗、2 颗不等。现在，人类恒牙有 28 ~ 32 颗都属正常。

人类在进化过程中，颌骨退化速度快，但牙齿的体积和数量的改变较慢，当智齿最后萌出时颌骨上常常已没有了足够的空间，使智齿无法正常萌出。这些在萌出过程中受到阻碍不能正常到位的智齿就被称为“阻生智齿”。阻生智齿不仅会引发智齿冠周炎，还会造成邻牙龋损、牙髓炎等。

智齿根据萌出状态可以分为 3 类：①正常萌出，即位置端正，能完全长出；②部分萌出，即仅有部分牙冠露出牙龈，其余被牙龈或骨组织覆盖；③完全阻生，牙齿完全埋在颌骨内，无法萌出。而根据智齿阻生方向可分为近中倾斜阻生、垂直阻生、水平阻生等。阻生的智齿因为萌出位置不正常，其表面多有牙龈瓣覆盖，与牙冠之间就形成了一个缝隙，医学称之为盲袋，食物残屑藏在里面，不易清洁。口腔的温度、湿度非常适宜细菌的生长繁殖，在正常情况下，细菌所造成的危害并不明显，但在感冒、疲劳、抵抗力降低时，它就乘虚而入，引起周围组织发炎，这就是智齿冠周炎。

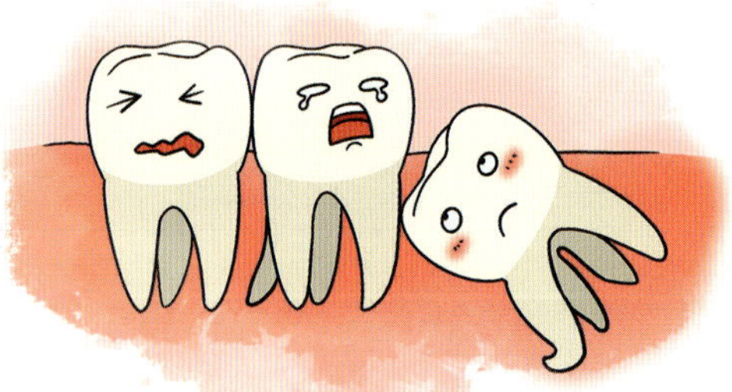

智齿冠周炎不仅带来剧烈疼痛，还会出现头痛、发烧等全身症状。若治疗不及时，可能继续发展为面颈部严重感染，甚至危及生命安全，所以要引起重视。应尽早就诊治疗，并在炎症消退后拔除智齿，且拔除后不需镶牙。目前拔智齿的微创方法已很成熟，不会带来过多痛苦和损伤。拔除阻生智齿后，智齿冠周炎自然不会找上门。

对于位置正常的健康智齿，以及不会对邻牙产生不良影响的埋藏智齿，则可以保留。智齿是否拔除需要口腔医生视具体情况来决定。

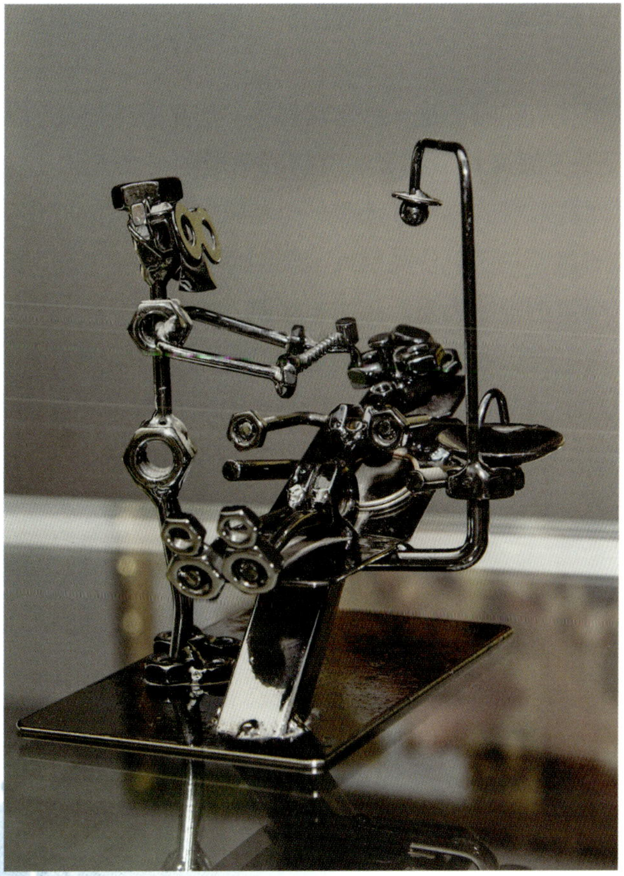

牙科艺术品——“看牙医”

3 下颌关节弹响也是病

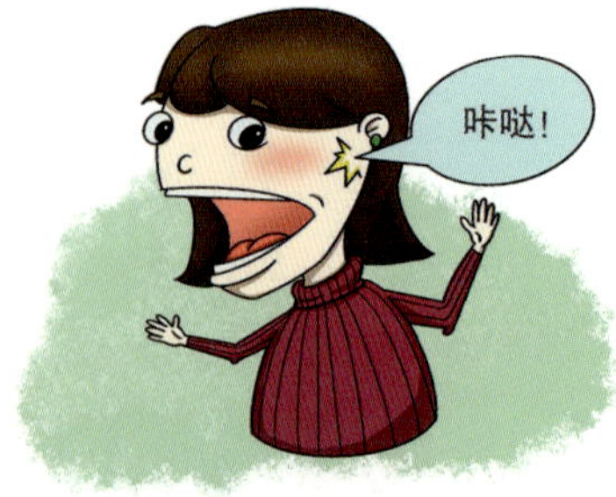

不知道您有没有在张嘴或者闭嘴的那一瞬间，耳前听到“咔哒”响声？这个声音是由颞下颌关节开闭合运动时候发出的，医学上称之为关节弹响。那您是否重视过这个问题呢？这是一种正常现象吗？现在，让我们一起来探寻颞下颌关节弹响的答案吧。

首先要明确，颞下颌关节弹响不是一种正常现象，而是颞下颌关节紊乱的一种表现。颞下颌关节是在颞骨下颌窝与下颌骨髁突之间形成的一个结构上比较松散的关节。而这个关节中除了两块对接的骨头外还有一个特殊的软组织结构——关节盘。可不要小看这个小小的关节盘，它可以使关节大范围地顺畅旋转和滑动，而它的软组织结构也可以缓冲巨大和反复的咀嚼力量。而当咀嚼肌、关节盘功能失调时，关节盘就会离开它本来的位置，而张闭口时的某一瞬间又会因为相对运动而归位，归位时就会出现“咔哒”一声，也就是关节弹响。此时还可能会出现张不开嘴、咀嚼疼痛，以及疼痛转移至脸部、头皮的现象，医学上称之为颞下颌关节紊乱症。

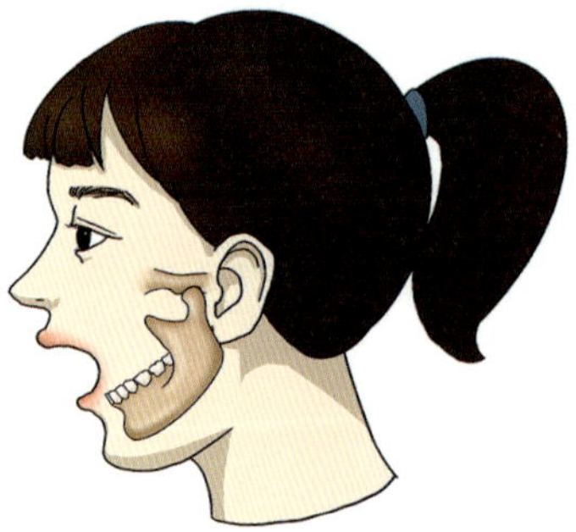

正常开口关节

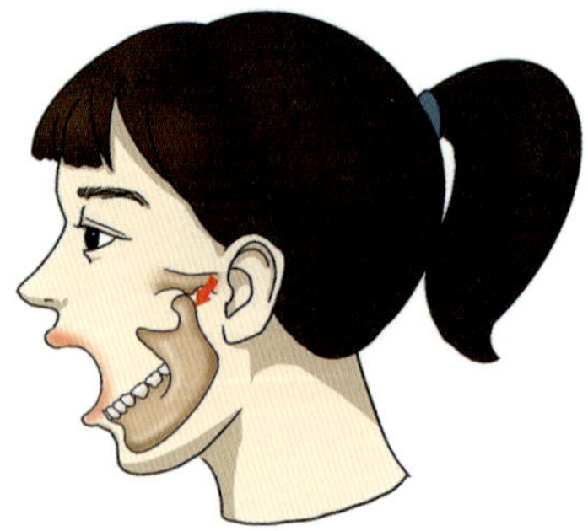

异常开口关节

引起颞下颌关节紊乱的原因很多，咬合关系紊乱、外伤、吃东西用力不当、风湿性疾病等原因，都是颞下颌关节紊乱症的发病因素。另外，也有很多患者是由于情绪焦急、精神紧张等因素，常常不自觉地咬紧牙关，导致出现颞下颌关节紊乱症状且反复发作。

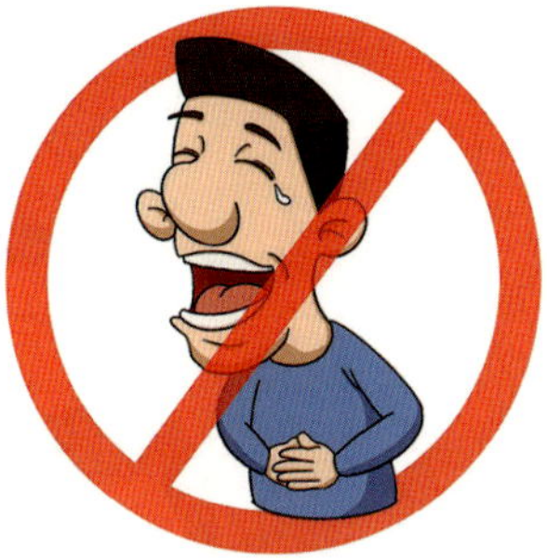

大笑

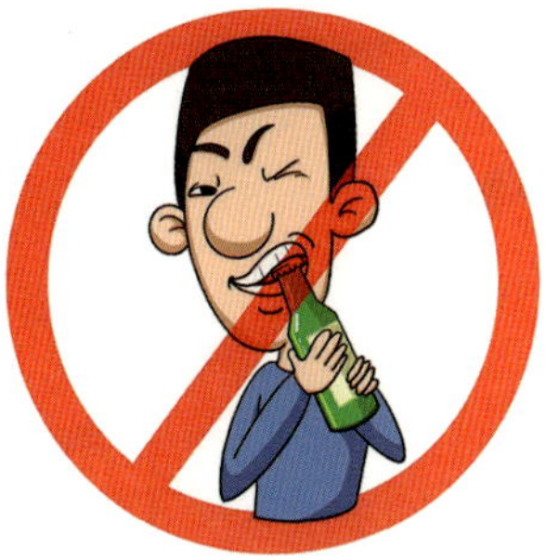

偏侧咀嚼

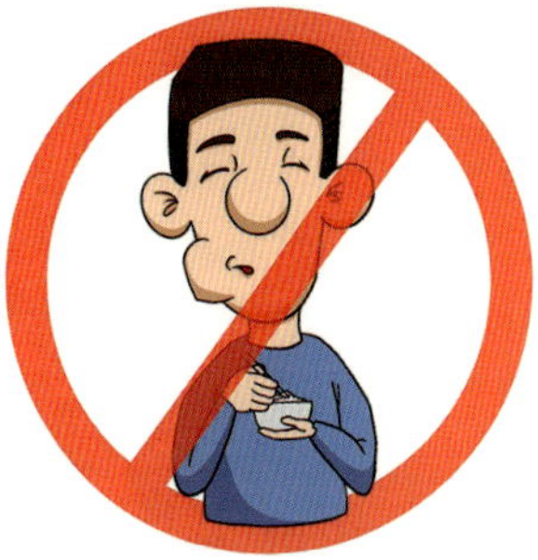

咬硬物

颞下颌关节紊乱症在生活中十分普遍，很多人或多或少地出现过关节弹响或颞下颌关节区的不适，甚至疼痛。但是由于症状轻微易恢复，便很少给予关注，直到症状不能自行缓解的时候才会就医。而此时的颞下颌关节已经处于一个受损比较严重的时期，想要在短时间内恢复到正常状态是很难的。

也有患者在出现张不开嘴，或者吃饭时关节巨大弹响导致头痛时，误以为是牙齿出现了问题，于是去找牙医，而当牙医为其检查牙齿时，由于长时间张口过大等原因又会进一步导致颞下颌关节的受损，疼痛就更加剧烈了。

颞下颌关节紊乱主要采取保守治疗，如手法放松周围肌群、佩戴咬合导板、注射关节腔封闭针、使用药物等。而当这些保守疗法均没有明显成效时，则考虑手术治疗。

对于这种不好治愈的疾病，预防的重要性不言而喻。在日常生活中，我们要注意避免单侧咀嚼，维持关节的平衡受力。避免紧咬牙，减少关节区的不必要受力。也要避免长时间的大张口，减少关节负荷。另外，不良的睡姿可能也会对关节产生压迫，要尽量采取平卧或侧卧的方式入眠。

如果您有关节区的弹响或者不适一定要及时就医，尽早干预。

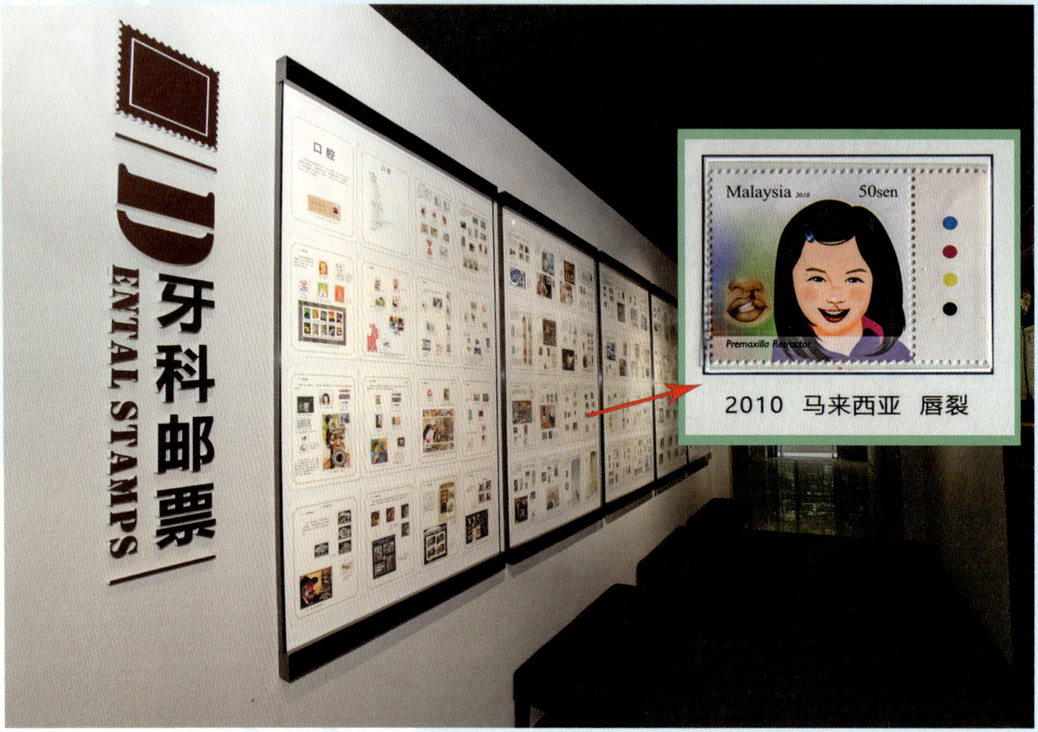

国际口腔医学博物馆牙科邮票展区，展示有20余个国家的邮票，体现了各个国家对口腔医学、大众健康的关注和口腔文化的重视

4 “天使之吻”的缺憾

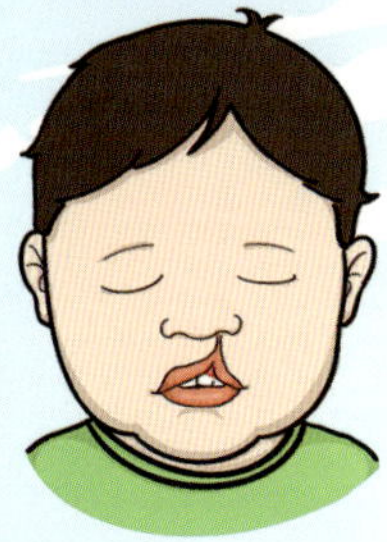

小白兔的三瓣嘴是可爱的，但孩子要是有三瓣嘴的“兔唇”则特别令人揪心。“兔唇”即唇裂，部分患儿口内同时还伴有腭裂。唇腭裂畸形不仅影响容貌，而且影响进食、发音，给患儿带来生理和心理上的巨大痛苦。

唇裂分单侧和双侧，腭裂则分完全腭裂和部分腭裂。一般唇裂多见于男孩儿，发生在左侧上唇较多，而腭裂性别差异不显著。

民间曾有“孕妇吃了兔肉后生下的孩子容易有兔唇”的传说，这种说法是没有任何依据的，引起唇腭裂的病因至今仍不清楚。唇腭裂发生于胚胎发育早期，造成胚胎发育障碍的可能原因有：①营养缺乏，如缺乏维生素 B、维生素 A、维生素 E 等；②遗传因素，有的唇腭裂患儿有家族遗传史，甚至母亲及几个子女都有唇腭裂畸形；③母亲妊娠早期感染，特别是病毒感染更容易成为致病因素；④母亲内分泌功能紊乱，特别是肾上腺皮质激素的增加；⑤妊娠早期服用某些药物如安眠药等，可能会影响胎儿发育，造成畸形。

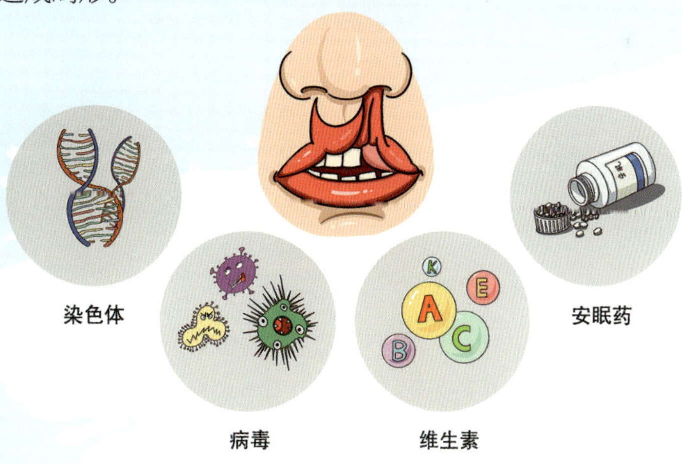

一般唇裂发生在妊娠第 7 周，腭裂发生在妊娠第 9 ~ 12 周。所以在妊娠的前 3 个月内要特别注意营养的均衡摄取，避免发生传染性疾病，保持精神愉快，避免不良刺激。而胚胎发育受阻的时间和程度决定了唇和腭部裂开的程度，可能只是唇部裂开而腭部完整，或腭裂开而唇部完整，或唇腭部同时裂开。

唇裂畸形因严重影响面容，患者本人或家长治疗愿望迫切。目前，唇腭裂治疗以手术修补为主。

唇裂的手术年龄主要根据患儿的身体健康情况和畸形的程度而决定。单侧唇裂最适宜手术的年龄是 3 ~ 6 个月；双侧唇裂，因为考虑到手术时间较长，出血量亦较多，以 6 ~ 9 个月为宜。适当地争取早期手术，美容效果较好，但绝不是年龄越小越好，或者生下来随便什么时候都可以手术。手术时机选择除年龄因素外，还要注意患儿的其他情况，如体重、血色素、面部有无感染等，一般要求体重大于 5 千克，血色素大于 10 克。

婴幼儿唇裂修补一般要在全麻下进行，成人或能合作的患儿可以采用局部麻醉。面部因为血运丰富，组织愈合能力强，手术反应较轻，恢复亦快，一般 5 天左右即可拆线。

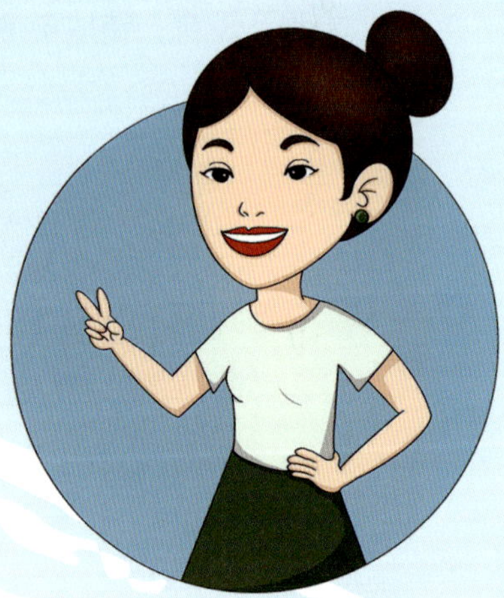

中国是世界上最早开展唇裂修补术的国家，这一医学成就在公元 4 世纪的《晋书》上就有明确记载。目前，我国唇裂手术的水平已达到国际先进水平，手术效果令人满意。

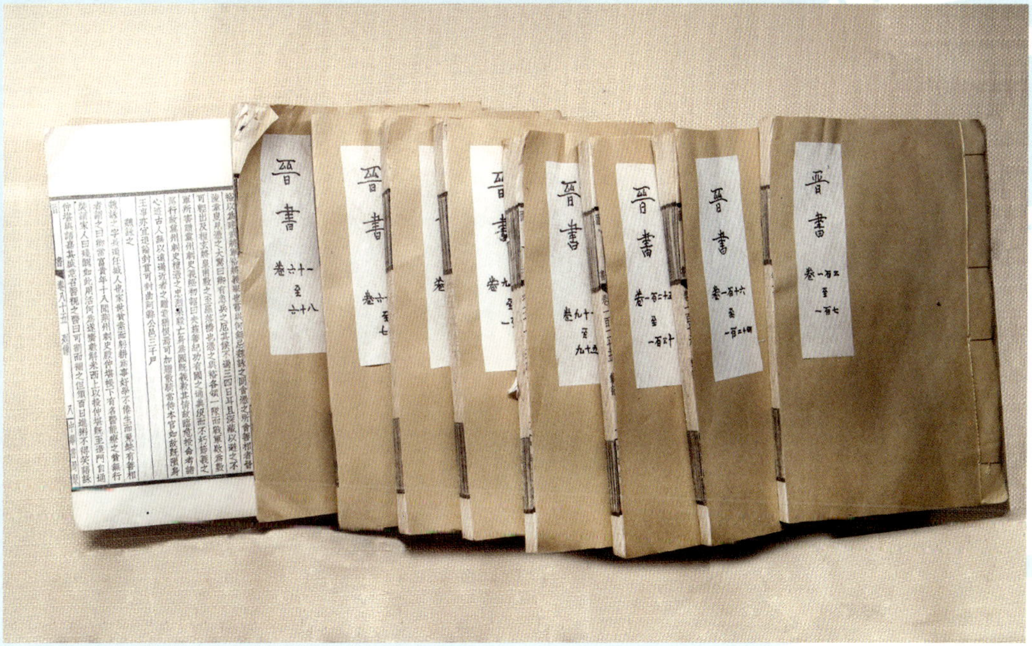

《晋书》

其中《魏咏之传》记载名医“修补兔唇”，是我国医学史上的重要里程碑，也为现代唇裂修复技术奠定了基础

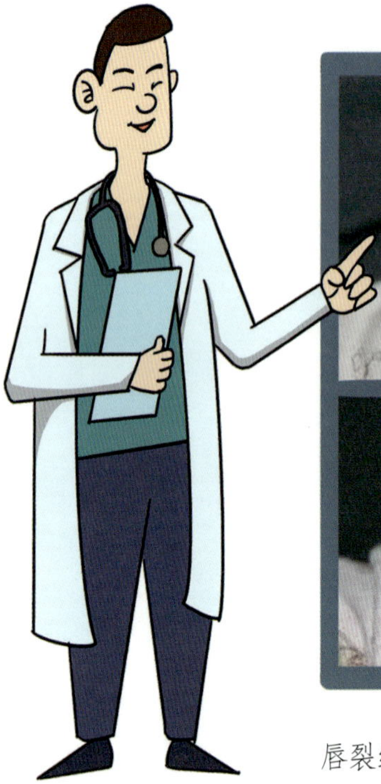

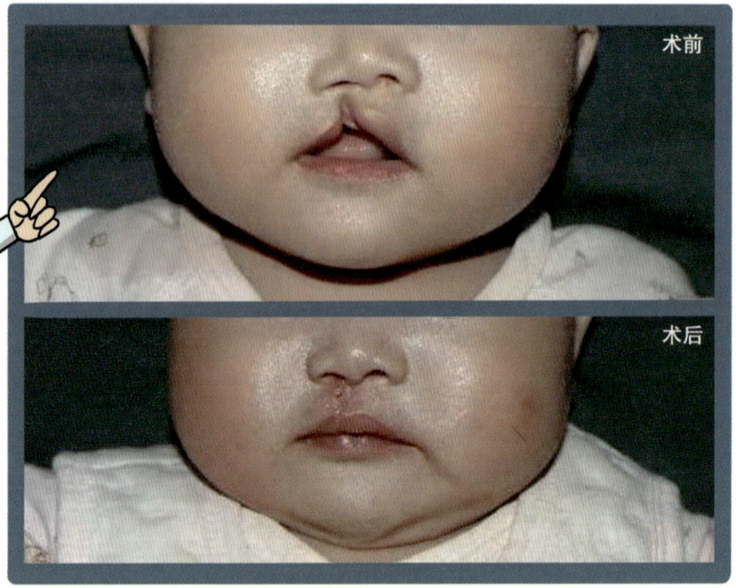

唇裂缝合术（空军军医大学口腔医院颌面整形科丛丙峰医师供图）

腭裂患儿由于上腭裂开造成口腔和鼻腔相通，进食时，食物易从鼻子流出；说话时，因软腭裂开，不能和咽后壁闭合使气流从鼻腔中漏出，表现为严重鼻音或言语不清。腭裂不但影响患儿的心理健康，还与中耳炎等疾病有关，故须及时修复。年龄越小，手术风险越大。但患儿年龄太大时说话习惯已经养成，即使腭裂得到修复，习惯性的腭裂音也难以完全纠正。因此，最好能在孩子学说话前手术。目前的观点认为，在患儿 1 岁时手术最为理想。修复腭裂的方法很多，究竟采用什么方法修复腭裂，须根据腭裂的不同情况来决定。

需要注意的是，腭裂患者由于口、鼻腔穿通，已形成了一定形式的语言习惯，虽然手术修复了裂隙，发音有所改善，但说话仍旧不清楚，必须进行语音训练，使患者的发音得到逐步改善直至恢复正常。如经严格的语音训练发音仍不理想，可考虑再次手术，改善解剖结构，提高必要的发音条件。

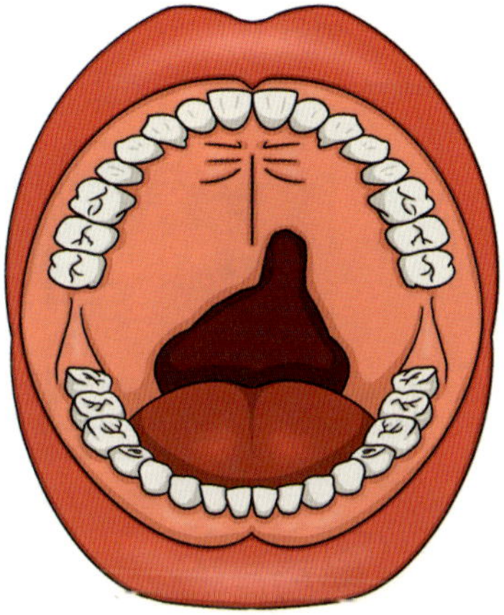

腭裂

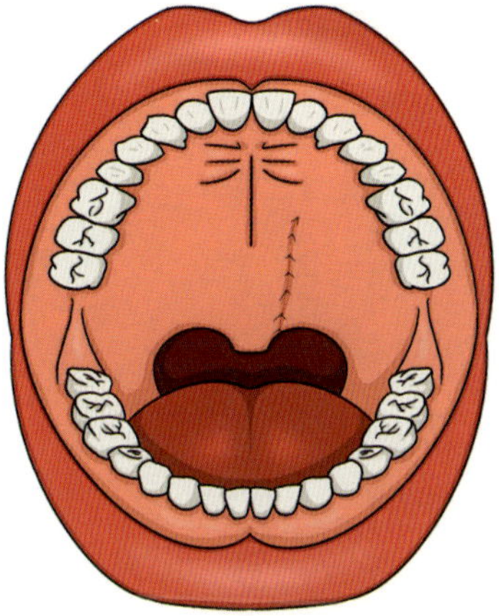

腭裂修补术后

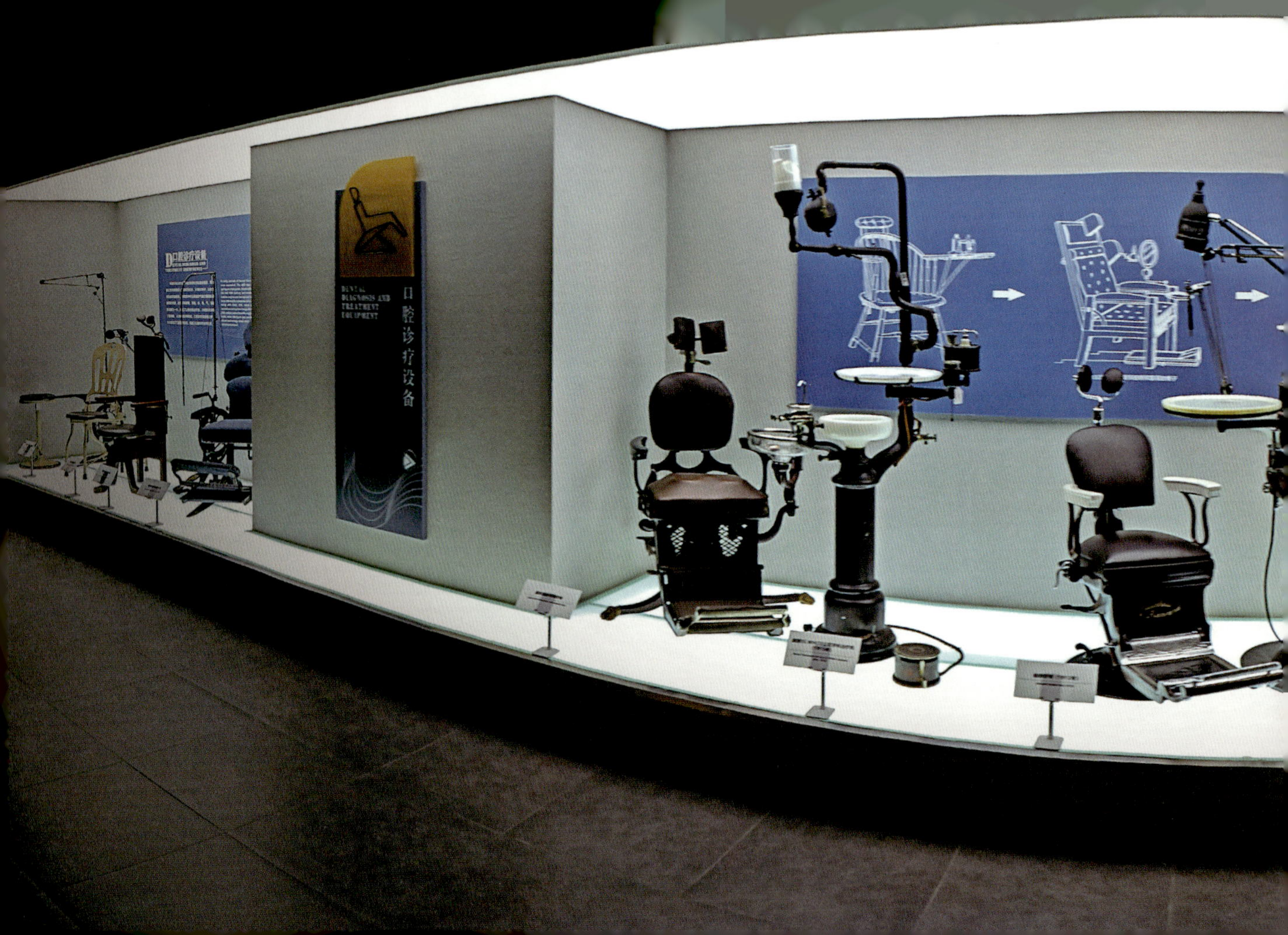
DENTAL DIAGNOSIS AND TREATMENT EQUIPMENT
口腔诊疗设备

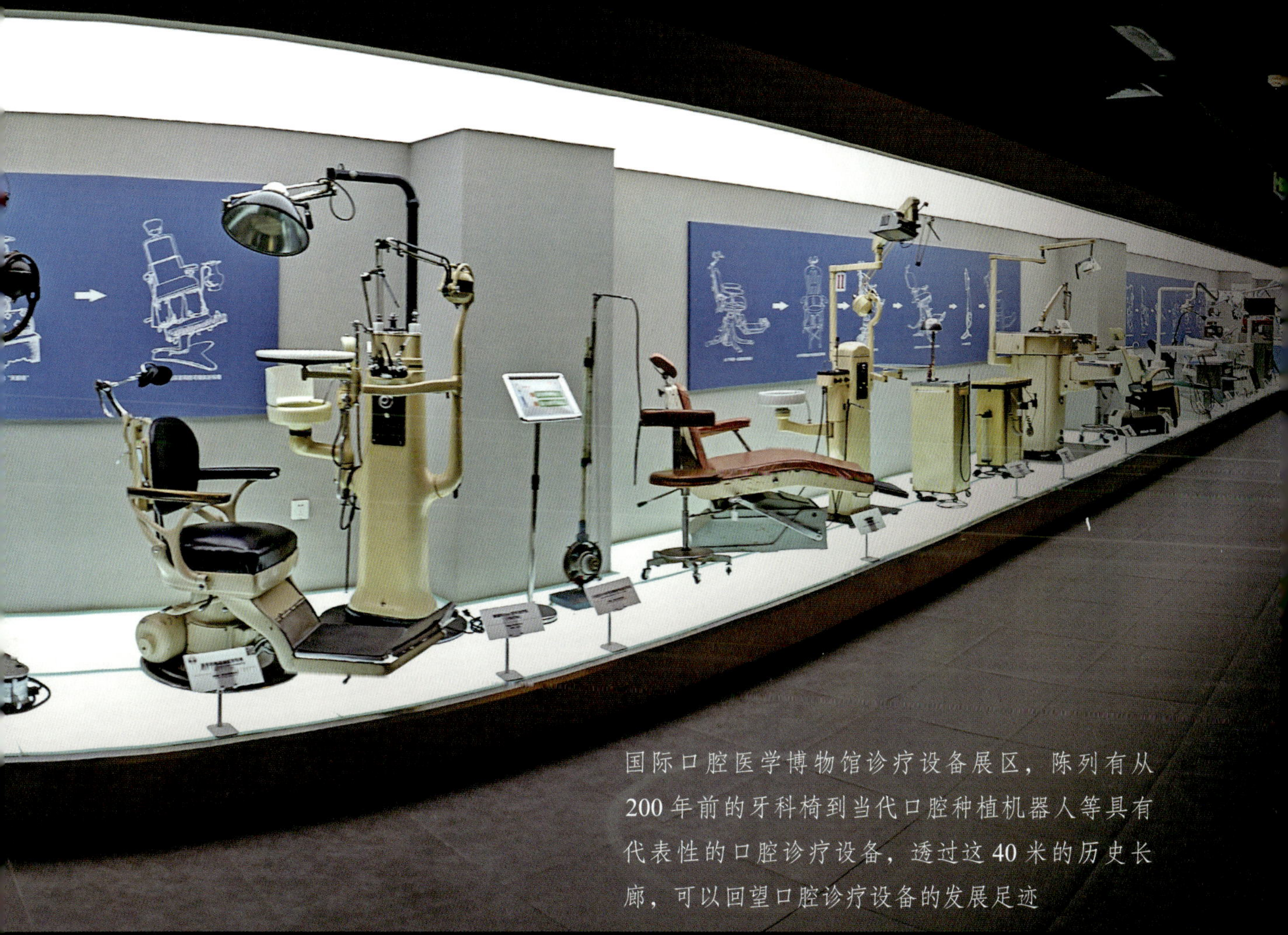

国际口腔医学博物馆诊疗设备展区，陈列有从200年前的牙科椅到当代口腔种植机器人等具有代表性的口腔诊疗设备，透过这40米的历史长廊，可以回望口腔诊疗设备的发展足迹

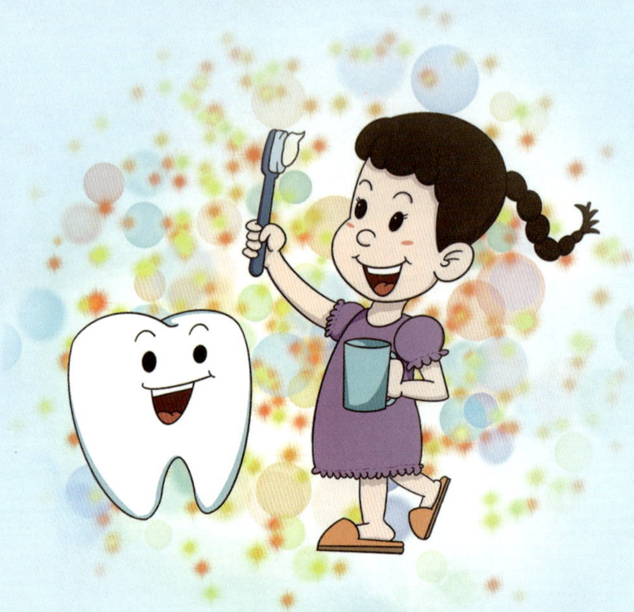

口腔疾病虽然是人类的常见病、多发病，且严重影响人们的生活质量和身心健康，但却是可以预防的。人类很早就有预防口腔疾病的意识，辽代的骨柄植毛牙刷、明代挂在女子衣襟上的玉石压襟、薛己《口齿类要》中的治疾良方、百年前的牙粉等，都见证着人们护齿爱齿、与口腔疾病抗争的历史。在科技迅猛发展的现代，预防手段更加多样化、科学化，只要我们能够重视口腔健康，养成良好的口腔卫生习惯，就可以避免很多口腔疾病的发生。

第六篇

口腔保健

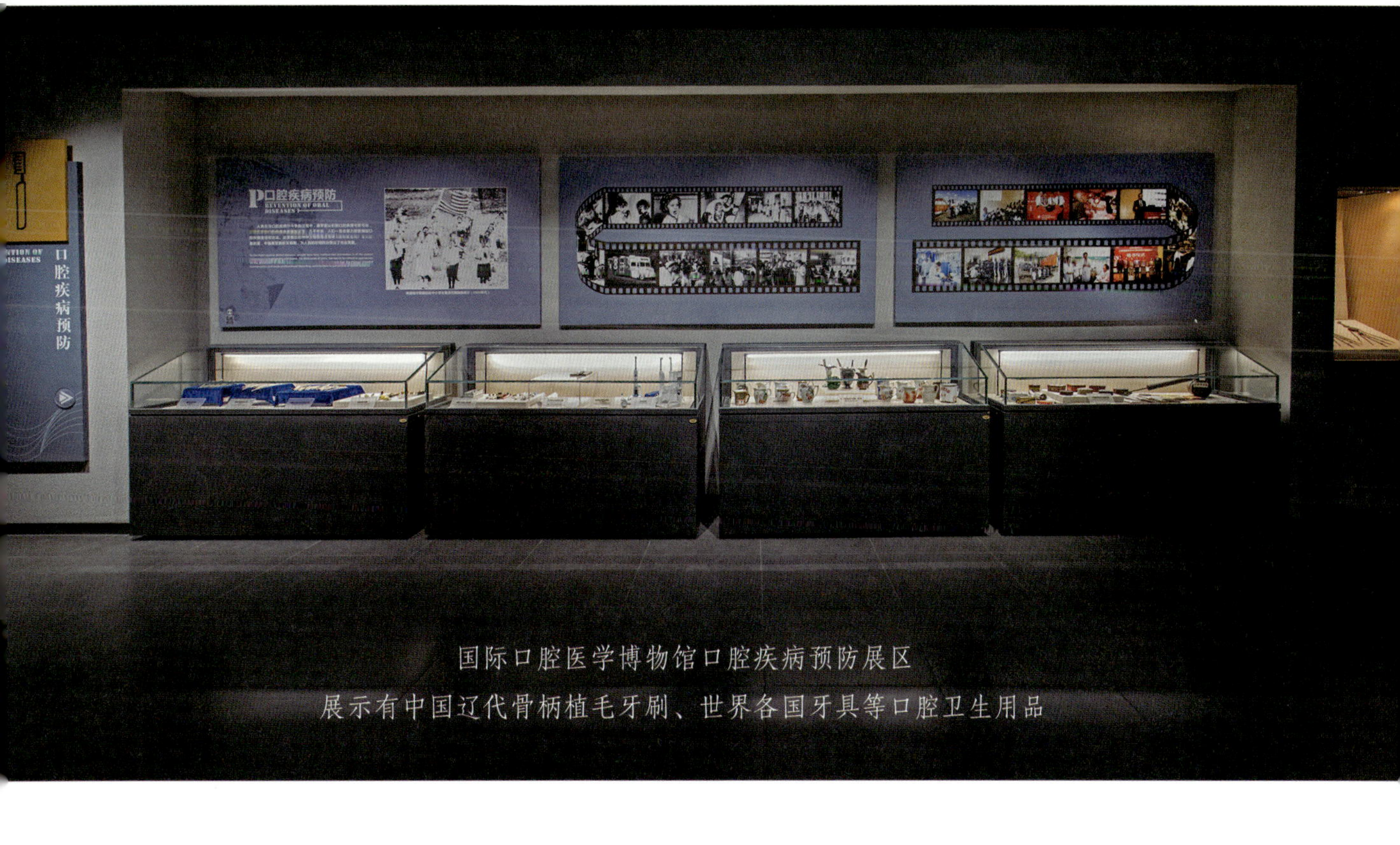

国际口腔医学博物馆口腔疾病预防展区

展示有中国辽代骨柄植毛牙刷、世界各国牙具等口腔卫生用品

1 怎样挑选牙刷

刷牙，是最方便、快捷且行之有效的牙齿保健方式。牙刷，作为刷牙的工具，被誉为最重要的口腔健康发明。而早在一千多年前的唐代，中国就诞生了骨柄植毛牙刷，是世界上最早发明植毛牙刷的国家。

目前，市场上的牙刷形式多样，可满足不同年龄的不同需求。那么，我们怎样挑选适合的牙刷呢？

首先，牙刷柄要有一定的弧度和弹性，便于把握和使用；其次，刷头长度要合适，在口腔里转动灵活；再次，刷毛要有一定的弹性和硬度，刷毛过软不易清洁牙齿上的污垢，过硬则易损伤牙齿和牙龈。而老年人、儿童以及牙周病患者可选用软毛牙刷，吸烟以及容易长牙结石的人可以选择硬度大一些的牙刷。

电动牙刷可以通过震动起到清洁牙齿和按摩牙龈的作用，是一个不错的选择；普通牙刷使用时方法得当也完全能达到清洁牙齿和按摩牙龈的目的，可以根据个人习惯选择。

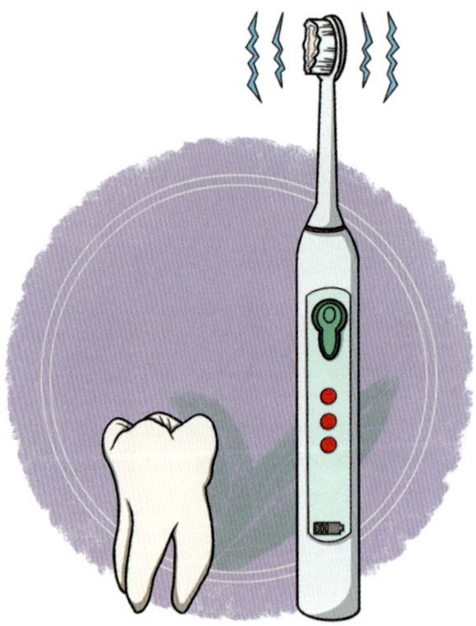

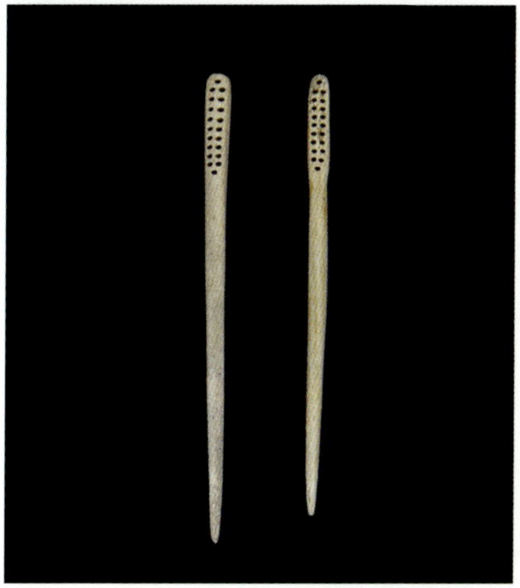

辽代骨柄植毛牙刷

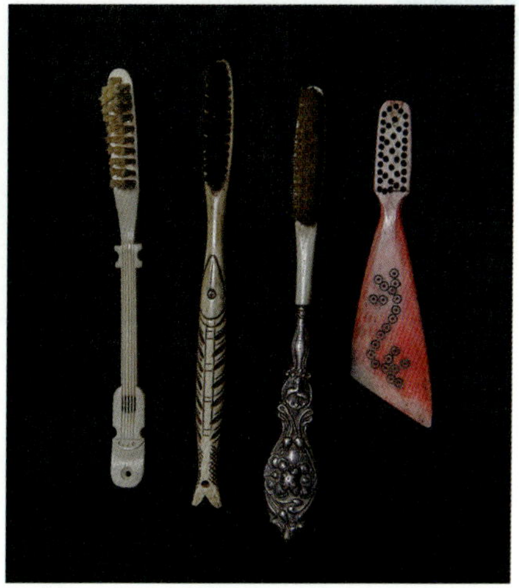

不同手柄的古老牙刷

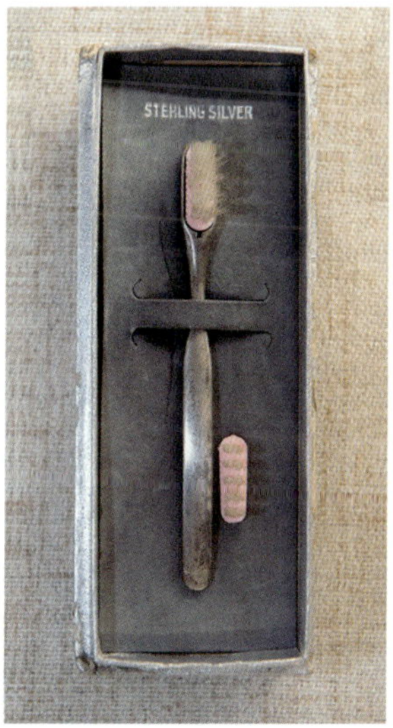

美国儿童银手柄牙刷

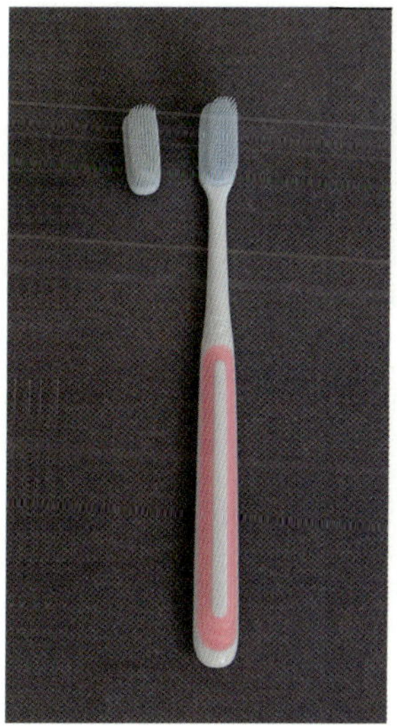

“神舟十七号”宇航员牙刷

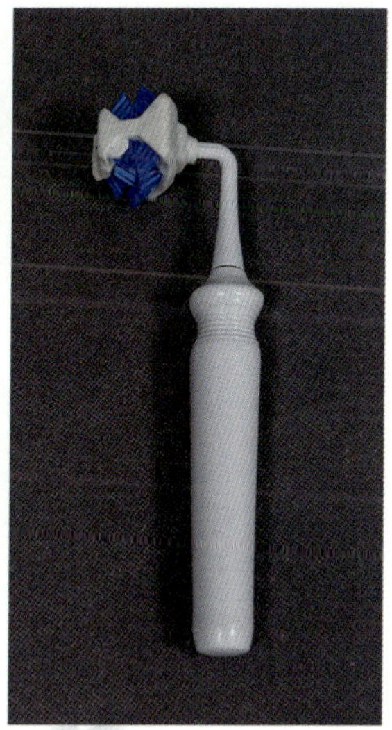

法国口腔护理牙刷

不同时期、不同类型牙刷

2 你会刷牙吗

刷牙是日常生活中必不可少的清洁口腔的方法，不仅能够清洁残留在口腔中的食物残渣，去除牙菌斑，维持良好的口腔卫生，还能预防牙周病的发生和发展。而不正确的刷牙方法不仅达不到清洁的效果，反而会引起口腔软硬组织的损伤。比如长期横着刷牙，会使牙颈部形成楔形缺损，甚至把牙“刷断”。所以，学习并掌握科学的刷牙方法对于拥有健康口腔至关重要。

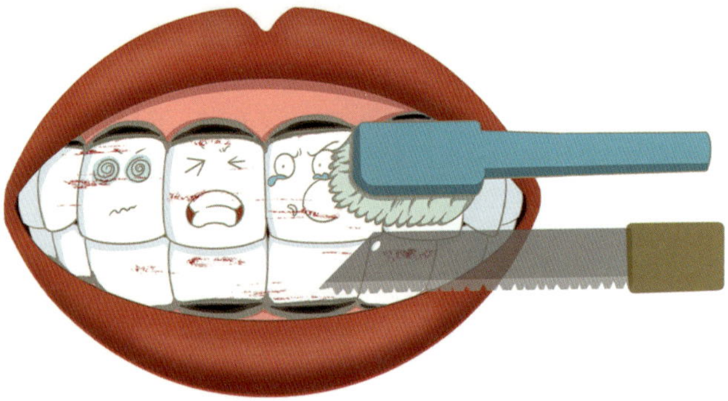

错误的横向刷牙方法，会像“锯子”一样损害牙齿

常用的正确刷牙方法为“水平颤动拂刷法”，即将牙刷放在近牙龈处，毛束的尖端朝向牙龈，与牙齿的长轴呈45°角，轻轻把刷毛压向牙龈边缘，使之略进入牙龈沟内，做短距离水平颤动，然后拂刷，一般以2～3颗牙为一组从后向前刷，每刷一个部位需要与前一个部位有交叉，要依次刷完牙齿的3个面。刷牙的时间不宜太短，每次应2～3分钟，以保证面面俱到，达到清洁目的。

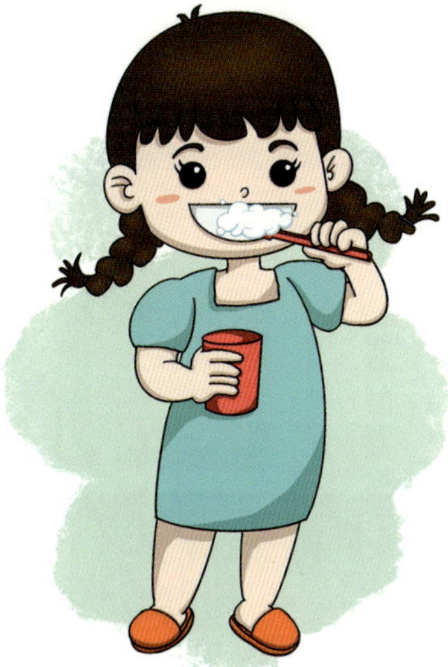

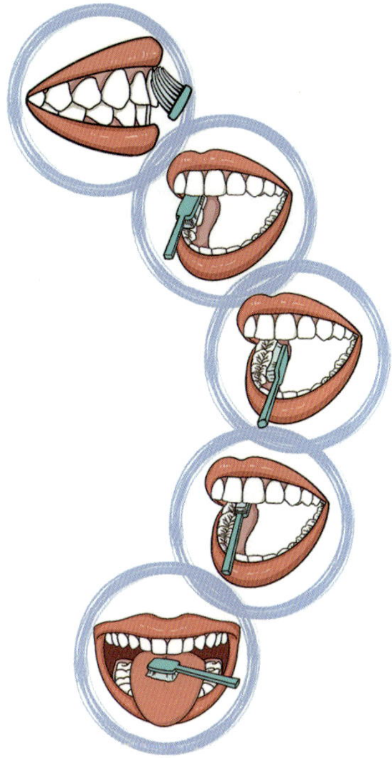

正确的刷牙方法为水平颤动拂刷法

刷牙时，不仅要掌握正确的刷牙方法，合适的水温和适当的力度也很重要。一般建议使用温水刷牙，过热或过冷的水温均会对牙齿造成刺激。刷牙时用力不宜过大，以免造成不必要的损伤。另外，还要养成饭后漱口、早晚刷牙的好习惯。晚上睡前认真刷牙可清除食物残渣，防止其在口腔中发酵产酸破坏牙体硬组织，晨起刷牙可清除夜间形成的牙菌斑，避免牙菌斑在牙面长期存留而形成牙结石。

对于牙刷不易清洁到的牙齿邻接面，传统的牙签剔牙会将牙缝越剔越大，反而会使食物嵌塞越来越重，所以不宜使用牙签剔牙，可使用牙线清理。牙线是由多根特定粗细的线组成，易于清理细小缝隙，不损伤牙齿、牙龈，初用牙线需要一个适应和学习的过程，待熟练掌握后，可轻松去除牙间隙的残留物。

刷牙不仅使口气清新，还能预防各种口腔疾病。口腔健康，从刷牙开始。

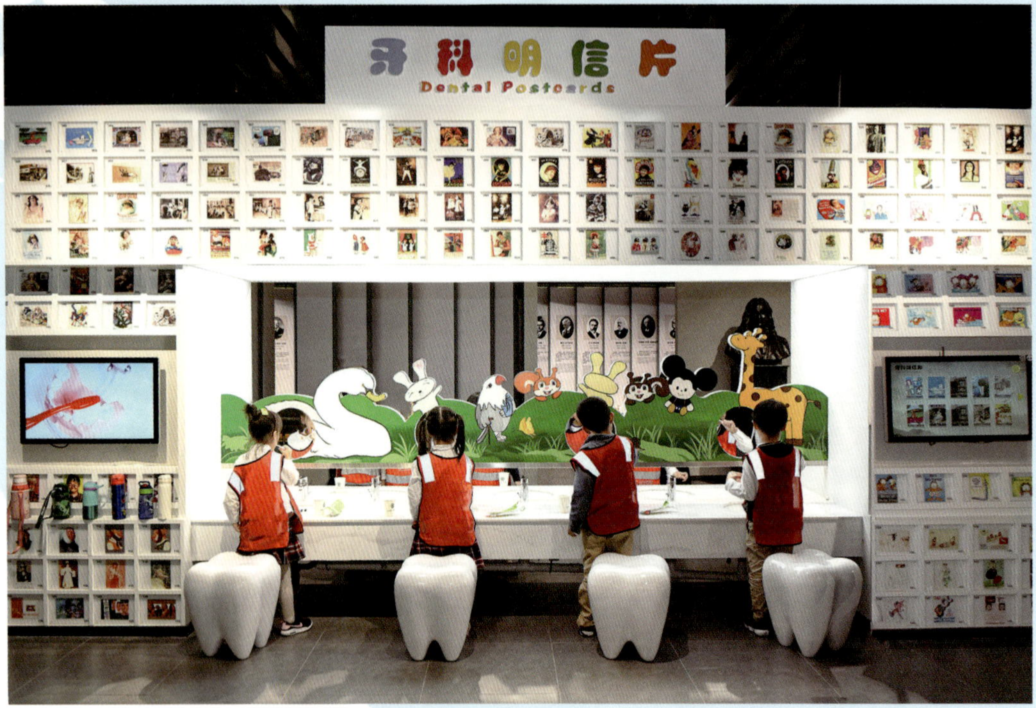

国际口腔医学博物馆儿童刷牙教学及体验区

设有“正确刷牙”视频及7个刷牙体验卡位，小朋友在这里可以学习正确刷牙方法

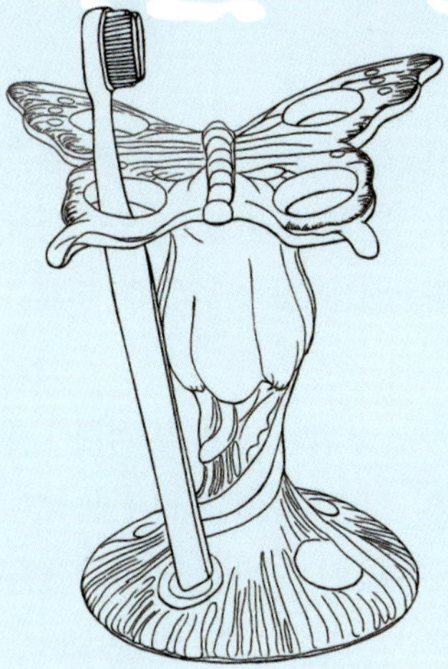

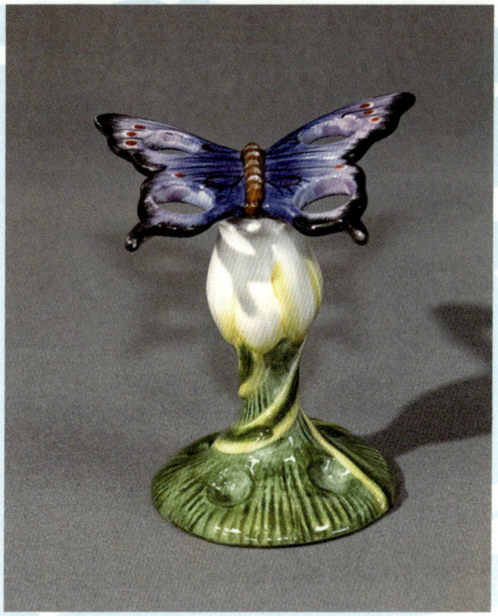

民国时期蝴蝶彩瓷牙刷架

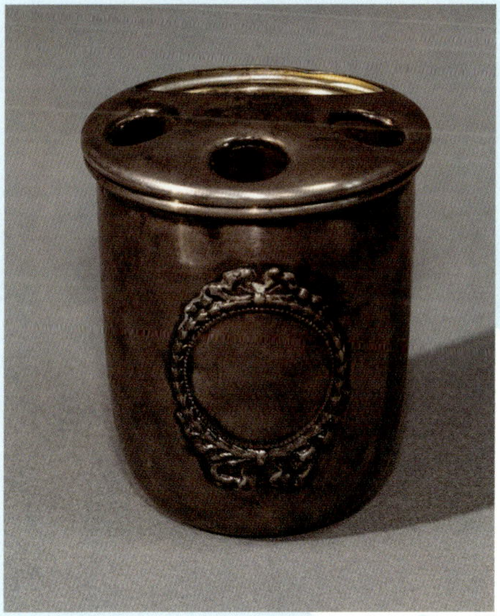

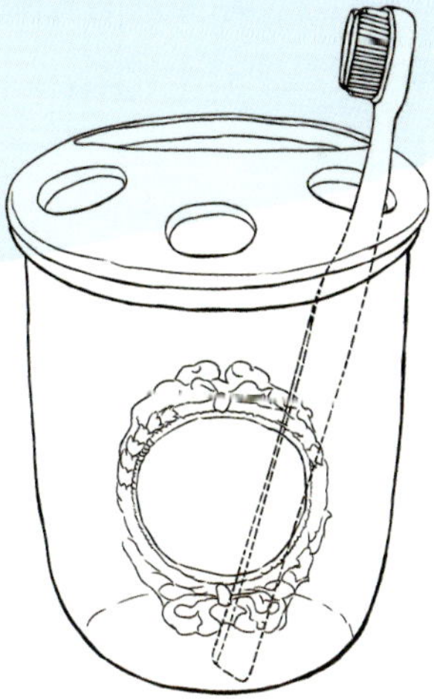

意大利银质牙刷架杯

3 怎样选择牙膏

牙膏作为刷牙时必不可少的辅助清洁剂，不仅能增强刷牙时的摩擦力，起到清洁牙齿，以及去除食物残渣、软垢和牙菌斑的作用，还能够清新口气。而牙膏的流行，还要得益于1892年美国康涅狄格州牙医华盛顿·谢菲尔德发明的管装牙膏。而牙膏的前身是“牙粉”。

牙粉的配方多样，有多种不同功效的药物牙粉。例如，《本草纲目》中用白芷、朱砂等制成牙粉，有治疗风热牙痛的作用。18世纪，牙粉在英国的工业化生产使之正式成为一种商品，其主要成分是碳酸镁、碳酸钙、乌贼粉，起到除垢的效果；另加香料少许，爽口舒适。到了19世纪，牙粉在我国逐渐流行起来。20世纪中叶，牙膏则取代牙粉成为最普及的口腔保健用品。

牙膏主要由摩擦剂、添加剂等成分构成。摩擦剂是去除牙齿表面沉积物的“主力军”，各种牙膏的摩擦剂差异不大，均能够去除牙垢、色素和牙菌斑，并能去除口腔异味。但是，摩擦剂的去除效果是有限的，对坚硬的牙结石却无能为力。牙膏的主要差异在于其中的添加剂，如芳香剂和一些功效成分，它们能带来清新的口感和一定的治疗功效。

市场上牙膏琳琅满目，种类很多，在原有清洁牙齿的基础上被赋予了其他各式各样的功效，美白、防龋、脱敏、预防牙周疾病……面对种类如此之多的牙膏，我们应该如何挑选？

预防龋齿可选择含氟牙膏。牙膏中低浓度的氟化物能够降低牙釉质的溶解度，抑制细菌代谢和菌斑形成，其反应物氟化钙、氟化磷灰石有促进脱矿区牙釉质再矿化的作用，从而达到预防龋病的目的。但是，含氟牙膏的使用也要因人而异。人体每天氟元素的摄入量是有限的，每日最大安全氟摄入量成人为 3.4 毫克，7 ~ 15 岁的少年儿童为 1.9 ~ 2.1 毫克。对于长期生活在高氟地区的居民，建议最好不要使用含氟牙膏。学龄前儿童的吞咽控制能力尚未完善，误吞牙膏的概率较大，建议选择可食用的食品级儿童专用含氟牙膏。

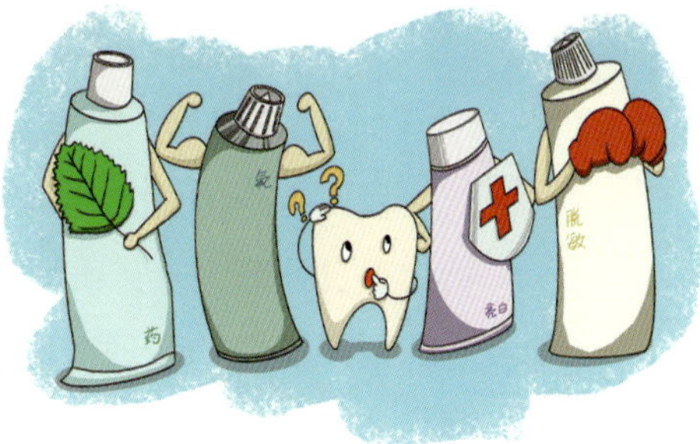

患有牙龈红肿、出血症状可选用消炎止血的中草药牙膏；患有牙本质敏感（牙齿遇冷热酸甜敏感）可选用脱敏牙膏。但任何功效牙膏都无法代替正规治疗，有口腔问题应先去医院诊治，再用牙膏配合治疗。此外，功效牙膏应与不含功效的牙膏交替使用，更利于口腔疾病的预防。

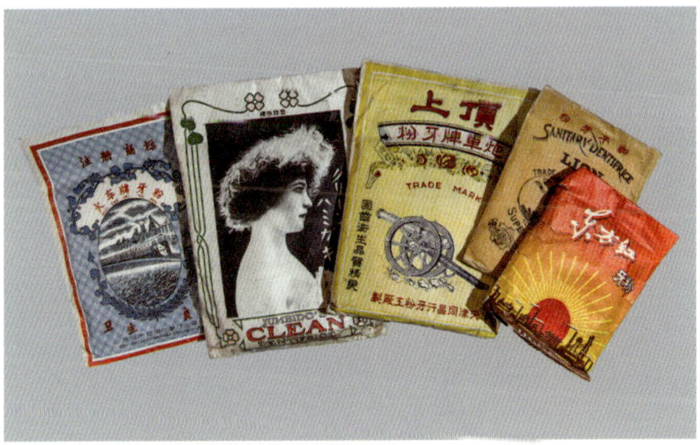

中国早期牙粉

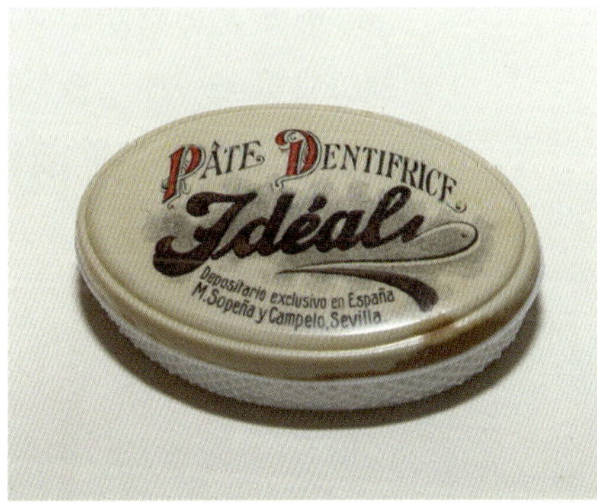

20 世纪 40 年代西班牙牙粉盒

4 怎样进行牙缝清洁

我们在吃肉食、芹菜等粗纤维食物时常会塞牙，而且用牙刷很难清理，必须使用特定工具才能剔除，所以，剔牙是很多人餐后的习惯。

剔牙习惯的出现可以追溯到距今三千年前的殷代人，我国关于剔牙最早的文字记载是《礼记》中的“毋絮羹，毋刺齿”，作为一种餐桌礼仪，告诉人们不要当众剔牙。剔牙的工具，在历史上也多有记载，比如赵孟頫的“食肉先寻剔齿签”，《本草纲目》中的“嫩枝削为牙杖，剔齿甚妙”。古代剔齿签的材质有象牙、银质、木等，使用十分普遍，甚至达官显贵的夫人们佩戴的压襟上也挂有牙签。

牙缝之间的食物残留不仅带来异物感，还可引起口臭、牙龈炎等，所以，饭后剔牙很有必要。但是，如果剔牙工具选择不正确，反而会影响口腔健康。

很多人经常使用牙签剔牙，殊不知，牙签往往比较粗大，使用过多可能会使牙间隙越来越大，加重食物嵌塞。随着科学的进步，牙线、牙间隙刷等替代了牙签，可更好地清除牙间隙中的食物残留，且对牙齿邻面菌斑去除效果良好。

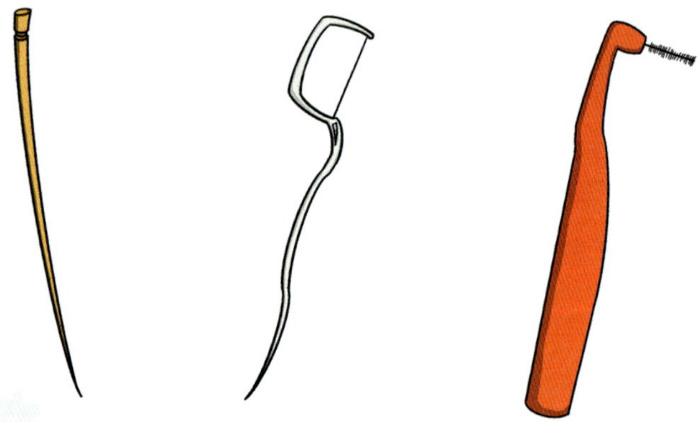

牙签　　牙线　　间隙刷

牙线是由无数根扁平的细线组成，能顺利压入牙间隙，不会加大牙间隙，不会对牙齿造成任何损害。牙线有卷轴式牙线和牙线棒，建议使用卷轴式牙线。使用时截取一段缠绕在两指间，两指间牙线长度在 3.5 厘米以上，采用拉锯式前后移动滑入牙间隙，切勿强行用力将线压入。将牙线呈 C 形包绕一侧牙面，自龈沟上下提拉，刮除牙菌斑。虽然这种方式对于初学者有一定难度，但为了牙齿健康，坚持使用，熟能生巧，假以时日自然会轻松灵活运用。

牙间隙刷的使用需要在医生的指导下进行，仅适合牙间隙较大的人群；若牙间隙不大而强行使用，会加大牙间隙，造成不必要的创伤，可能导致牙龈萎缩。还有一种牙间隙冲洗器，俗称“水牙线”，也适用于牙间隙较大的人群。

值得注意的是，无论使用何种方法剔牙，都不应忽视刷牙。如果能搭配不同类型的漱口水，口腔清洁效果更佳。

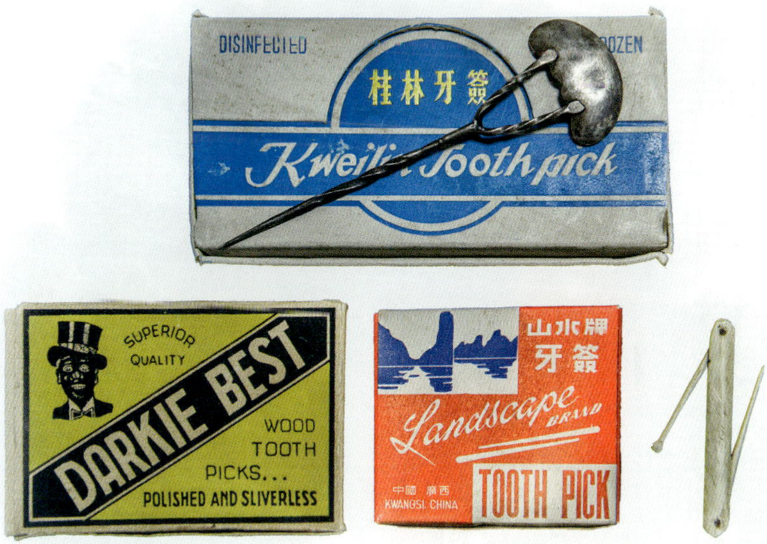

早期金属及骨质牙签

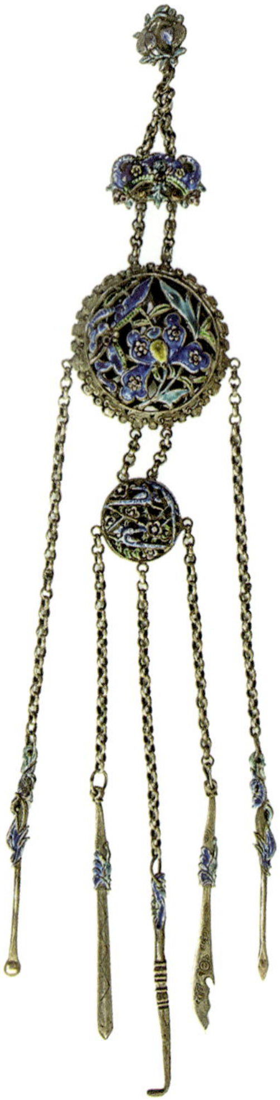

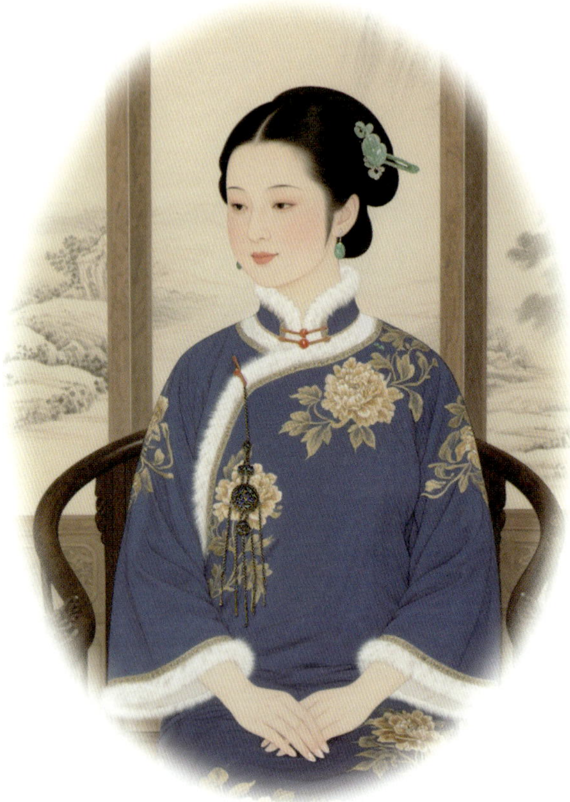

明清时期的景泰蓝压襟

压襟上有人们日常生活中常用的牙签等口腔清洁小工具

5 皓齿长存的关键一招

牙齿不仅承担咀嚼功能，还与面容相关。拥有一口整齐洁白的牙齿，不仅能让身体更健康，也会让容貌更年轻有活力。那么，想要皓齿长存，关键一招就是定期口腔检查和洁牙。

为什么要定期进行口腔检查，而不是感到不适时再去就诊呢？因为口腔中的常见病，如龋齿、牙周病等均是缓慢发生的，初期症状不明显，当症状出现时已经发展到了一定程度，此时受损的牙体组织或牙周组织难以再生至原有结构，治疗也相对复杂，患者不仅痛苦大，治疗费用也较高。所以，如果能早发现早治疗，做到“有病早治，无病预防”，效果将会大不相同。另外，定期进行口腔检查，不仅能发现口腔中的疾病，也能发现一些潜在的全身性疾病，例如一些艾滋病患者会发生口腔疱疹、白血病患者会出现牙龈出血等。所以，定期口腔检查对全身健康也有着十分重要的意义。

那么，多长时间进行一次口腔检查合适呢？老人和儿童易患龋，应每半年检查一次。成人可每年检查一次；如口腔问题较多、患龋倾向明显，可每 3 ~ 4 个月检查一次。儿童第一颗乳牙萌出后半年内，即应到口腔医院进行检查，主要检查牙齿萌出的情况、有无龋齿的发生、牙列咬合状况以及牙龈健康状况等，以便及时实施窝沟封闭等防龋措施。女性在计划怀孕时也应进行口腔检查，以避免发生妊娠期口腔疾病导致流产早产的风险增加。

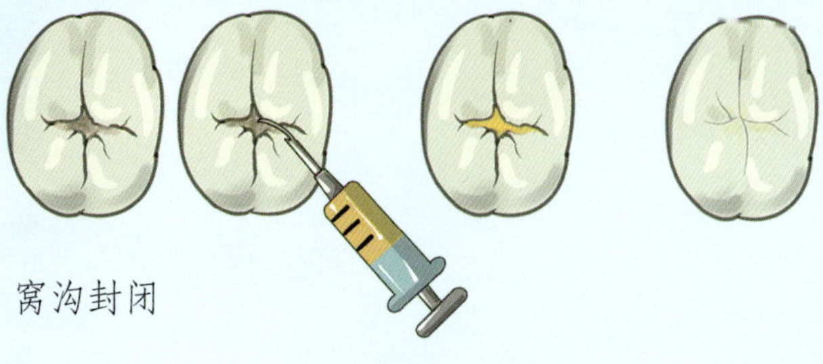

窝沟封闭

另外，除了到口腔医院检查外，平时自我口腔检查对于口腔问题的及时发现也非常重要。可在明亮光线下，对着镜子或家人间相互查看口腔黏膜有无变色、牙齿表面有无黑点等，发现问题及时就医。

除了定期口腔检查，定期洁牙也非常重要。洁牙就是大家常说的“洗牙”，即用专业的器械去除牙齿表面堆积的牙石、菌斑和色素，是防治牙周病、保持口腔健康的重要手段。通常建议口腔健康的人 6 个月 ~ 1 年进行一次洁牙，牙周病患者 3 ~ 6 个月洁牙一次，或遵循医嘱治疗。

不少人对洁牙有着诸多误解，认为洁牙会损伤牙齿。其实，牙釉质是身体最坚硬的组织，其硬度远大于洗牙工具，洁牙不会对其造成损伤。一些人洁牙后感觉牙齿变得敏感，牙缝变大了，这是因为洁牙时将覆盖在牙齿表面的牙石去除后，冷热刺激直接作用在牙齿上而非牙石上，敏感度相对提高。一般来说，这样的感觉经过几天的适应，就会慢慢消失。牙缝变大是因为牙石刺激产生的牙缝原本就存在，只不过之前有牙石堆积在其中。要知道，牙石是导致牙周疾病的罪魁祸首，如不去除，将会造成牙齿脱落等严重后果。

但并非所有人都适宜洁牙，未受控制的心脏病、血液病等不宜进行洁牙。应根据个人情况，遵循医生的建议进行洁牙。

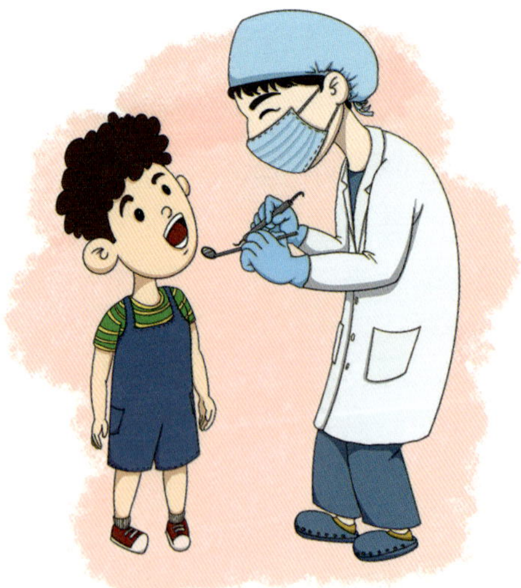

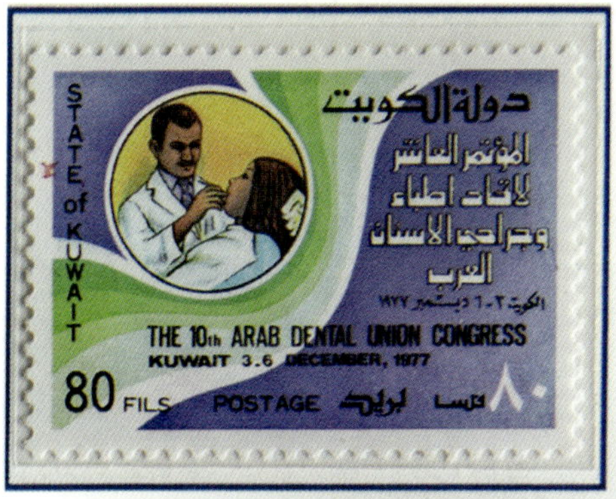

口腔检查（科威特 1977）

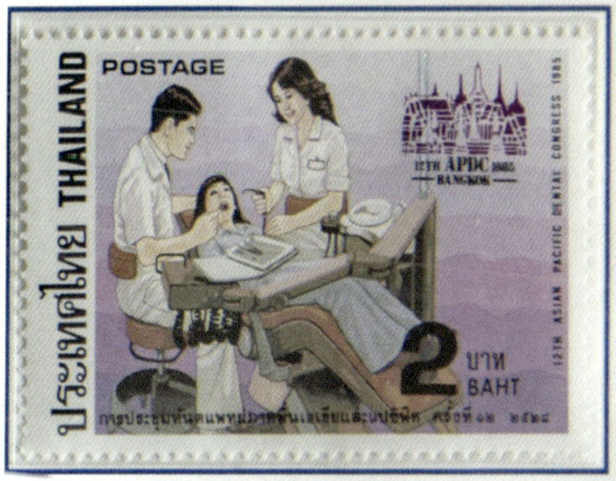

洁牙（泰国 1985）

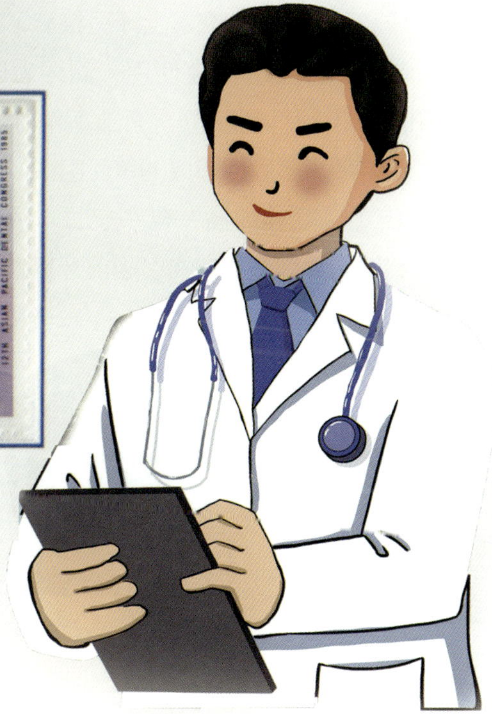

牙科邮票

6 小习惯引起大问题

聚沙成塔，积流成河。同样，儿童时期那些看似微不足道的不良小习惯如果不及时纠正，就会引起牙齿不齐和颌骨发育异常等大问题，即牙颌畸形。

常见的口腔不良习惯有以下几点。

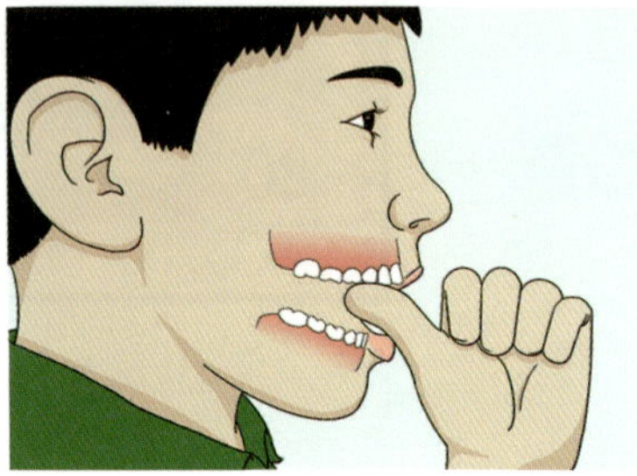

1. 吮指习惯　吮指发生是源于婴幼儿阶段的一种神经反射，常见于出生 3 ~ 4 个月的婴儿，这种行为习惯如果一直持续到学龄期，很有可能造成前牙开𬌗、上颌前突、上牙弓狭窄等畸形。

2. 单侧咀嚼　长期使用一侧牙齿进行咀嚼，会引起牙齿倾斜与移位、面部不对称、下巴偏斜等畸形。所以，要鼓励儿童双侧咀嚼，若因龋齿等原因造成的单侧咀嚼，要及时治疗，去除病灶。

3. 不良喂养习惯　有些家长母乳喂养和奶瓶喂奶时，没有使婴儿处于 45° 斜卧位。错误的喂养姿势容易引起前牙反𬌗，即俗称的“地包天”。

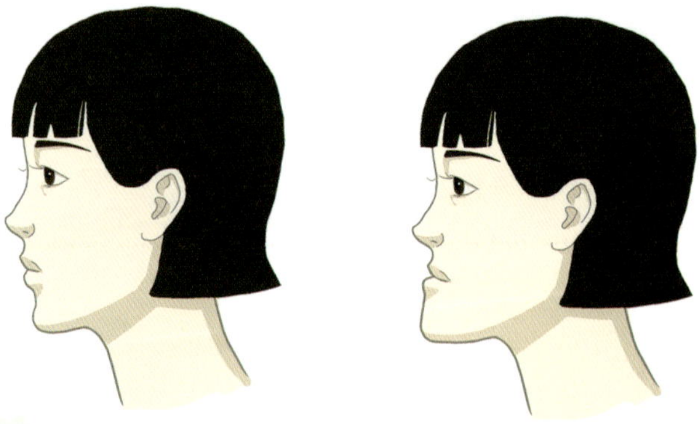

正常咬合　　　　反𬌗（地包天）

4. 吐舌、咬唇等不良习惯 经常用下牙咬上唇会造成反殆，经常吐舌、舔牙、咬铅笔等均会造成新生前牙外翻，形成开殆。

5. 张口呼吸 长期的张口呼吸会造成上颌前突、牙弓狭窄、腭盖高拱、前牙开殆等畸形。

牙颌畸形对于儿童的外貌、说话发音、口腔卫生以及食物的消化吸收均有影响，因此，预防牙颌畸形的发生，改掉不良的“小习惯”十分重要。家长们要加强对孩子生长发育的关注，尤其在换牙时期，了解一些口腔健康相关的知识，当发现孩子有一些不良的口腔习惯时要及时纠正，必要时还要去看口腔医生。

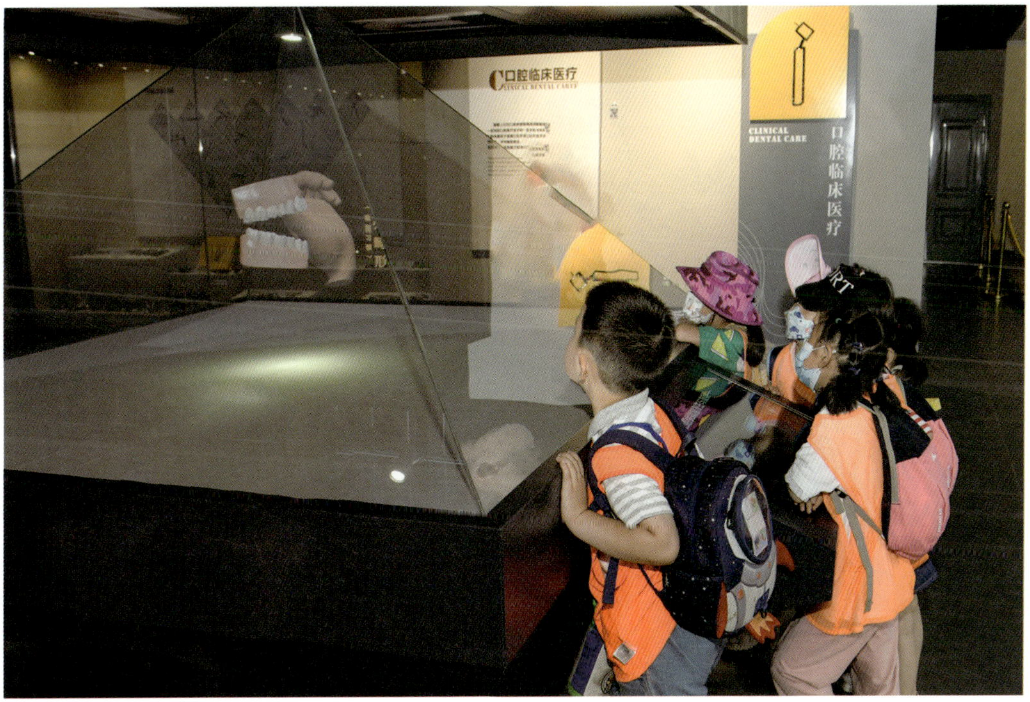

国际口腔医学博物馆全息影像展示区，小朋友观看吮指习惯对牙颌的影响

7 “香甜”的烦恼

作为身体三大营养物之一的糖类，是能量的重要来源。吃甜食不仅可以直接为机体补充能量，还能刺激机体产生一种名叫“多巴胺”的物质，使心情变得明朗，所以，很多人都喜欢甜食。

但是，甜食给我们带来快乐的同时，也会带来烦恼。口腔里的糖会在细菌的作用下产酸，破坏牙体硬组织。一些人在吃糖时，喜欢将糖长时间含在嘴里，而糖在嘴里的时间越长，产酸就越多，发生龋齿的可能性也就越大。所以，如果想要品尝糖果带来的甜，又想远离蛀牙，我们就需要学会“科学吃糖”。

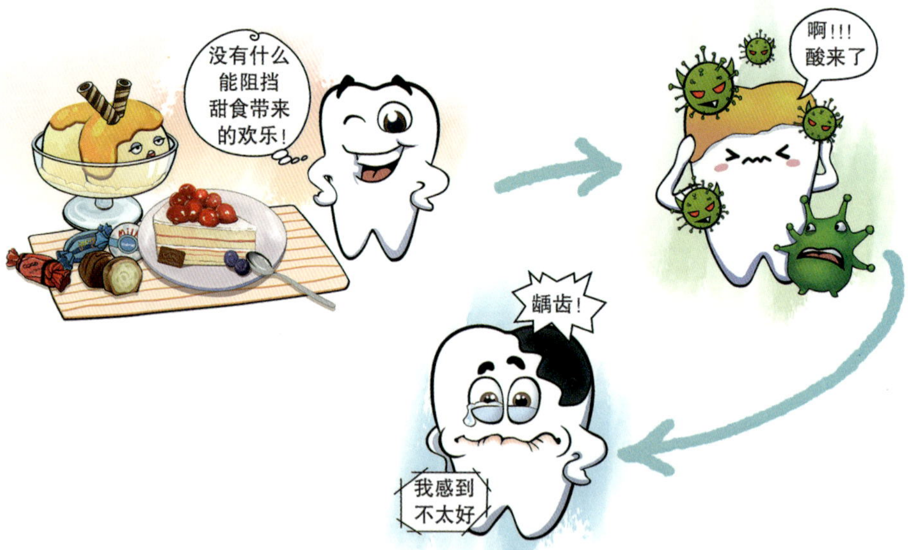

科学吃糖，需要降低吃糖的频率。每日吃糖的次数越多，越易患龋齿。对于喜欢甜食的朋友来说，可以一次性吃够，比少量多次更有益于牙齿健康。要牢记：吃完甜食后及时刷牙漱口。

科学吃糖，需要控制吃糖的量。有实验证明，餐间吃糖＋正餐吃糖的患龋风险更大。如果正餐已经摄入很多的糖分，两餐之间再吃一些甜食，长此以往，患龋病的风险就会大大增加。此外，含糖饮料同样也会引起牙的酸蚀和龋病，同样需要引起我们的警惕。减少糖的摄入，适量吃糖，能够降低龋病发生的风险。

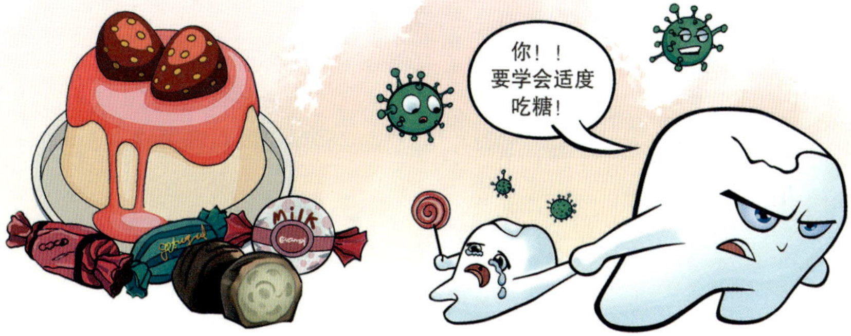

相对于成人，处于生长发育期的儿童以及青少年更需要控制糖的摄入。儿童以及青少年牙釉质发育尚不完善，容易发生龋病。家长们要在孩子牙齿的发育阶段控制糖的摄入量，并减少吃糖频次，要求孩子吃糖后及时漱口，禁止孩子含着糖或者食物睡觉，防止龋病的发生。

糖对身体非常重要，不可或缺。而科学吃糖，才能避免因糖产生龋齿的烦恼。

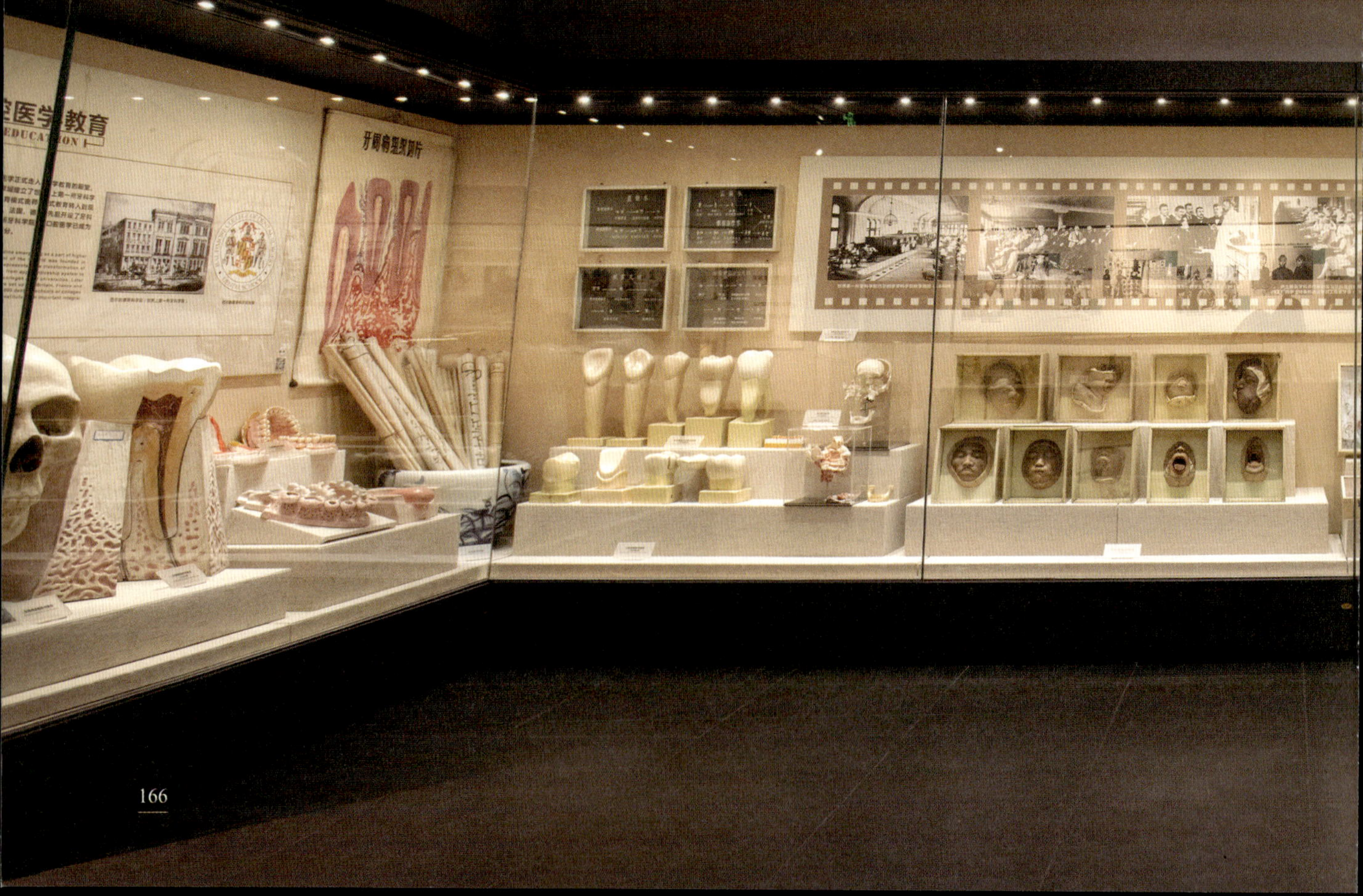

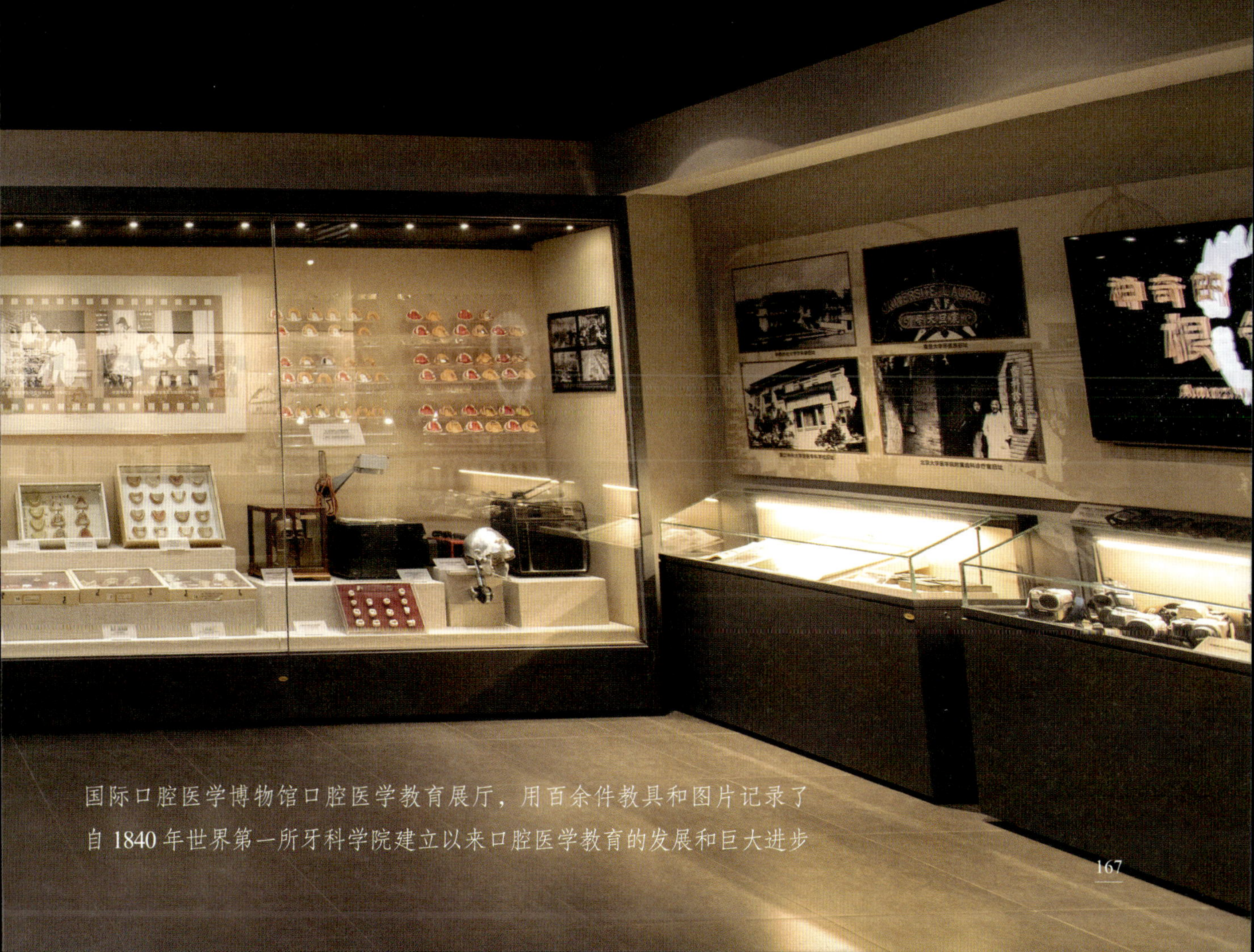

国际口腔医学博物馆口腔医学教育展厅，用百余件教具和图片记录了自 1840 年世界第一所牙科学院建立以来口腔医学教育的发展和巨大进步

参考文献

1. 王捍峰，吴甘美 . 医学专家的科普丛书（八）：科学健康 . 北京：科学普及出版社，2016.
2. 葛立宏 . 儿童口腔医学 . 4 版 . 北京：人民卫生出版社，2018.
3. 王鹏义，宋丽萍，吴春锋，等 . 治疗牙本质敏感的研究进展 . 西南军医，2020，22（02）：141-144.
4. 宋旻，蒋勇 . 牙本质敏感的治疗进展 . 安徽医药，2012，16（10）：1521-1523.
5. 尹音，胡敏 . 儿童口腔医学 . 北京：人民军医出版社，1995.
6. 卢晓慧 . 不同材料治疗牙齿楔状缺损的临床效果观察 . 南通大学学报（医学版），2020，40（02）：193-194.
7. 马宏伟，王津惠，刘政君 . 楔状缺损充填治疗的研究进展 . 口腔医学，2018，38（03）：285-288.
8. 张彦霞，施蕊，张风华，等 . 不同方法修复后牙楔状缺损疗效观察 . 中国美容医学，2020，29（11）：111-114.
9. 李鑫，李艳，丁旭，等 . 内质网应激在牙周炎影响全身疾病过程中的作用 . 国际口腔医学杂志，2021，48（01）：12-17.
10. 李刚，张博学 . 吸烟与口腔健康的研究现状 . 广东牙病防治，2001，9（02）：143-147.
11. 孙新国 . 正畸治疗对牙龈萎缩的干预作用 . 全科口腔医学电子杂志，2015，2（08）：13-14.
12. 陈谦明 . 口腔黏膜病学 . 4 版 . 北京：人民卫生出版社，2012.
13. 公黎明，李军 . 不同种类的金属内冠烤瓷牙对形成龈缘黑线影响分析 . 全科口腔医学电子杂志，2016，3（10）：81-82.
14. 毕瑞野，樊怡，宋东哲，等 . 活动义齿的清洁方法 . 国际口腔医学杂志，2013，40（01）：109-112.

15. 王玲，林廷云，荣蓉，等 . 前牙美学数字化和传统工艺修复流程对比 1 例 . 口腔医学研究，2021，37（01）：87-88.
16. 赵铱民 . 口腔修复学 . 8 版 . 北京：人民卫生出版社，2020.
17. 侯丽萍，李二红 . 口腔种植牙修复牙列缺损的临床疗效分析 . 中国口腔种植学杂志，2014，19（04）：190-191.
18. 农晨，艾俊，沈澄波 . 颌面缺损赝复的研究进展 . 口腔颌面修复学杂志，2015，16（03）：186-189.
19. 赵志河 . 口腔正畸学 . 7 版 . 北京：人民卫生出版社，2020.
20. 冯希平 . 口腔预防医学 . 7 版 . 北京：人民卫生出版社，2020.
21. 张志愿 . 口腔颌面外科学 . 8 版 . 北京：人民卫生出版社，2020.
22. 王美青 . 𬌗学 . 4 版 . 北京：人民卫生出版社，2020.
23. 何三纲 . 口腔解剖生理学 . 8 版 . 北京：人民卫生出版社，2020.
24. 刘呈胜，蔡成莲 . 刷牙方法和时间对菌斑清除效果的影响 . 广东牙病防治，2006，（01）：52-53.
25. 郝春波，陈小滨，巩蕾 . 巴斯刷牙法辅助用牙线和牙间刷对慢性牙周炎的改善情况比较 . 海南医学，2014，25（18）：2793-2795.
26. 郑晓涛 . 儿童牙颌畸形的治疗方式及预防研究 . 世界复合医学，2019，5（07）：3.
27. 刘明奎 . 儿童口腔不良习惯导致错𬌗畸形的临床分析和预防措施探讨 . 全科口腔医学电子杂志，2018，5（23）：106-107.
28. 汪隼 . 儿童时期牙颌畸形的早期防治 . 中国实用口腔科杂志，2013，6（12）：718-722.

55